いつもの生
あなたの

下の質問項目に「はい」か「いいえ」で答えてください。

		はい	いいえ
1.	階段を上るのがつらい	□	□
2.	15分くらい続けて歩くと休みたくなる	□	□
3.	平坦な道でもつまずくことがある	□	□
4.	片足立ちで靴下がはけない	□	□
5.	歩く速度が以前より遅くなった	□	□
6.	2kg程度の買い物袋でも持ち帰るのがつらくなってきた	□	□
7.	布団の上げ下ろしがきつい	□	□
8.	立ったまま下に落ちている物を拾えない	□	□
9.	継続している運動習慣がない	□	□
10.	外出することが少なくなった	□	□

「はい」の数が多いほど、あなたの長生き度は低くなります。

健康で長生きするためには、
自力で動ける身体をいつまでも維持することです。
きつい、疲れる、痛いなどを理由に身体を動かす機会が減ると、
身体はどんどん老化します。
筋肉が少なくなり、身体が硬くなり、骨がもろくなるだけでなく、
心肺機能が衰え、生活習慣病の発症や重症化のリスクも高くなります。
さらに、外出するのがおっくうになって人と接する機会が減ると、
認知機能の低下にもつながります。
自力で動ける身体に必要なもの。
それは、**「足の筋力」「バランス力」「柔軟力」「握力」。**
この４つの力が、あなたの未来を明るくします。

① 歩くための「足の筋力」

筋肉は、加齢とともに誰でも衰えてきます。
特に注意したいのが、お尻《しり》や太ももなどの下半身の大きな筋肉。
歩くだけでなく、立ったり、座ったりなど、
毎日の**生活動作を支える大事な筋肉**になります。

② 転倒しないための「バランス力」

高齢者が気をつけたいのが、転倒による骨折。
入院が長引くと、あっという間に寝たきり生活になることも。
転倒の原因は、筋力の低下とバランス力の低下。
バランス力も加齢とともに衰えてきます。

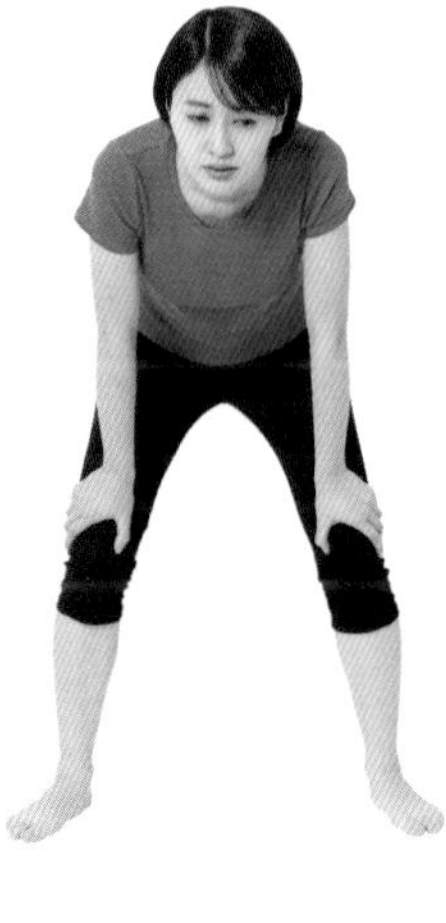

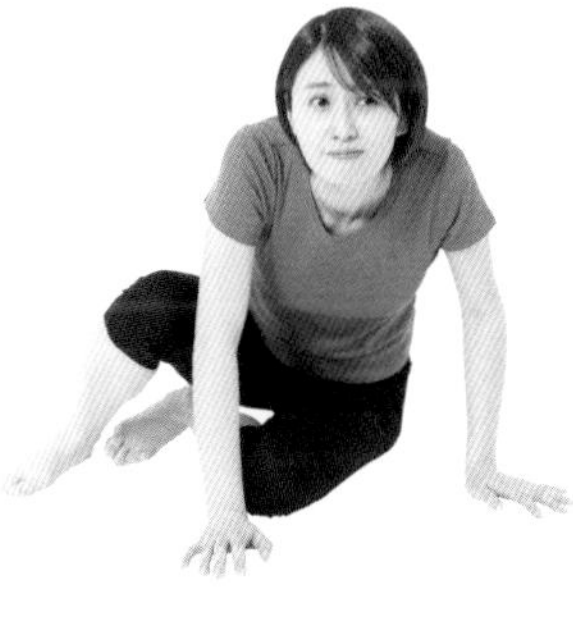

③ケガしないための「柔軟力」

骨折だけでなく、高齢者のケガは長生きへの危険信号。そのためにも、維持しておきたいのが身体のやわらかさ。柔軟性があれば、**たとえ転んだり、ぶつかったりしても、ケガを避けられる**可能性が高くなります。

④フレイルの目安になる「握力」

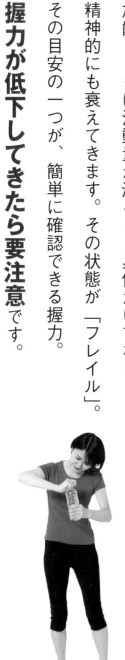

加齢とともに活動量が減ると、身体だけでなく、精神的にも衰えてきます。その状態が「フレイル」。その目安の一つが、簡単に確認できる握力。**握力が低下してきたら要注意**です。

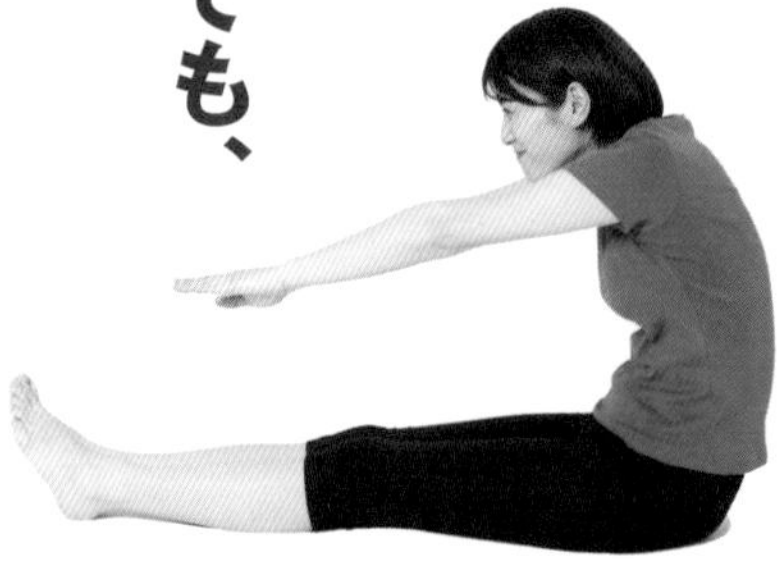

健康で長生きするための4つの力を維持・強化するのが、

誰でも、おうちで、安全にできる「長生き部屋トレ」。

「長生き部屋トレ」のやり方は次の3ステップになります。

Ⅰ 4つの力をチェックする

簡単なテストで足の筋力、バランス力、柔軟力、握力のレベルをチェックしましょう。

Ⅱ レベルに合わせて「長生き部屋トレ」の種類を選ぶ

4つの力のレベルを確認できたら、レベルに合わせたトレーニングメニューを選びましょう。

Ⅲ「長生き部屋トレ」を始める

選んだトレーニングを、週2~3回を目標に実践しましょう。

こんなテストで、
あなたの4つの力がわかる

詳細は 48 ページ〜

Check 3

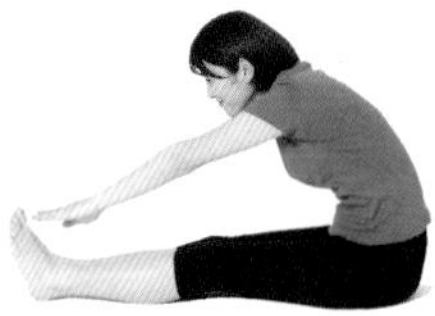

柔軟力レベルが
10秒でわかる

前屈テスト

Check 1

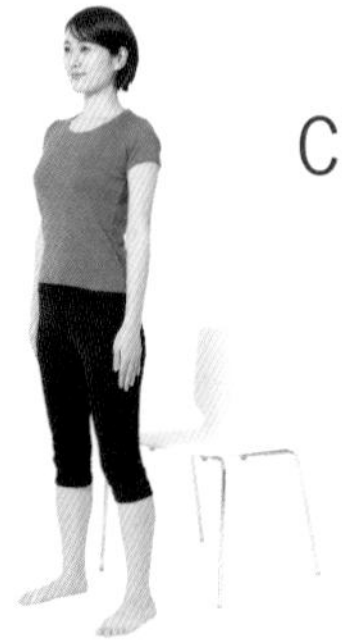

足の筋力レベルが
20秒でわかる

立ち座りテスト

Check 4

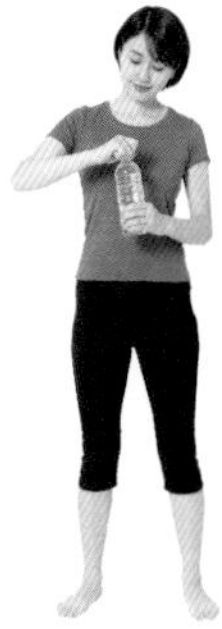

握力レベルが
5秒でわかる

ペットボトルテスト

Check 2

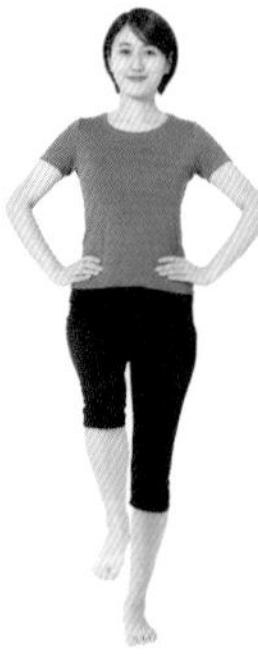

バランス力レベルが
20秒でわかる

かかと上げテスト

いつまでも歩きたいなら 足の筋力をつける

詳細は 58 ページ～

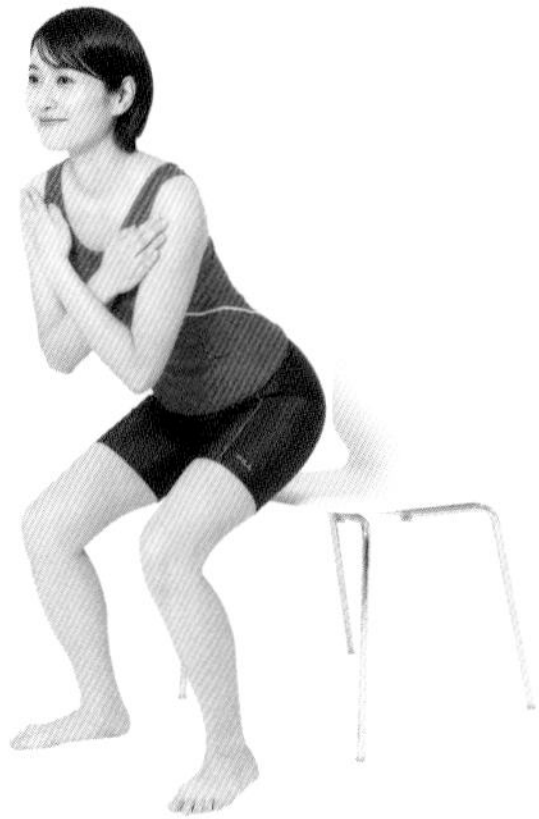

足の筋力が
ものすごく衰えている人は

立ち座り運動

から始める

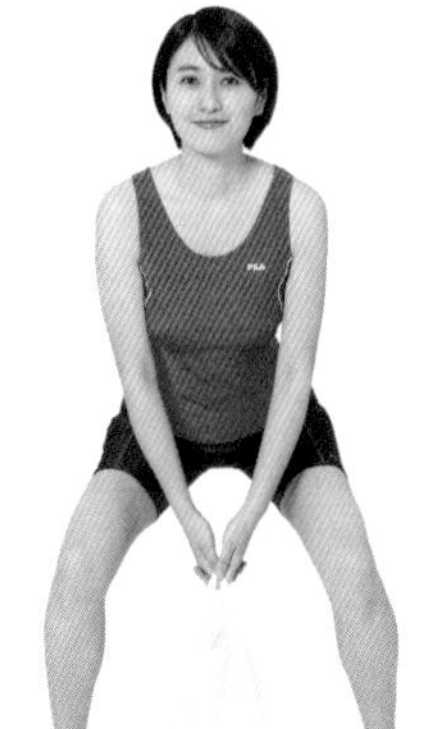

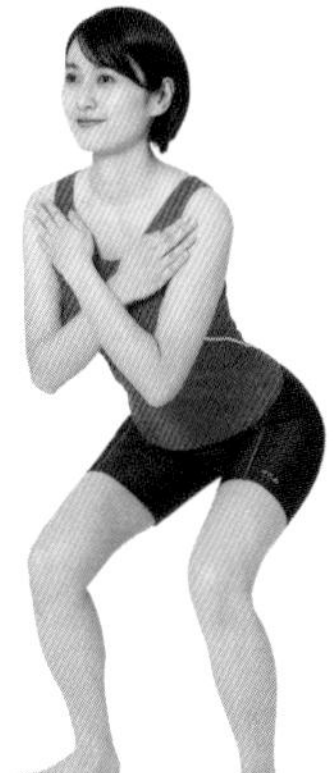

足の筋力が
衰えていない人は

ゴブレットスクワット

足の筋力が
衰えている人は

スクワット

から始める

転倒したくないなら
バランス力をキープする

詳細は 64 ページ～

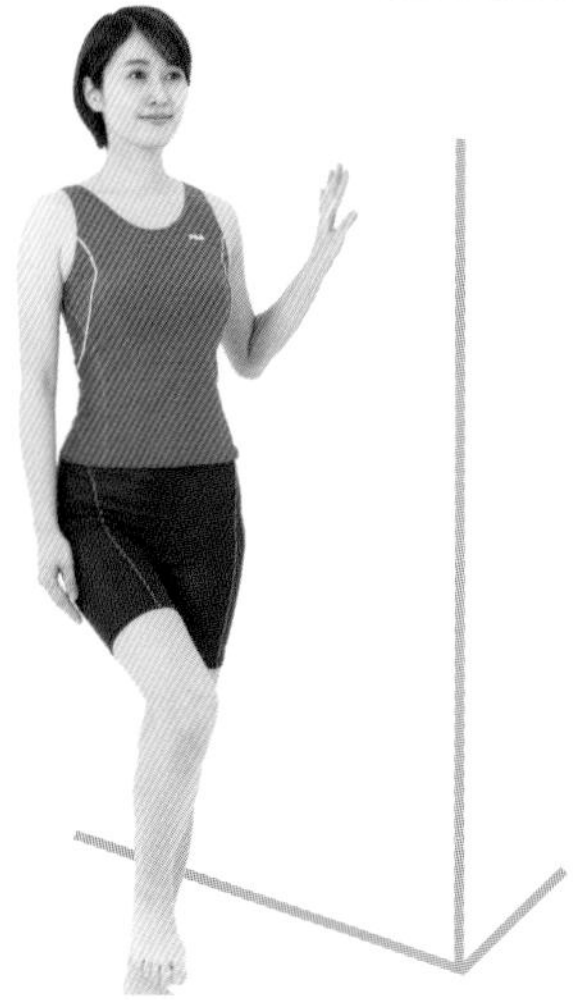

バランス力が
ものすごく衰えている人は

5秒かかと上げ

から始める

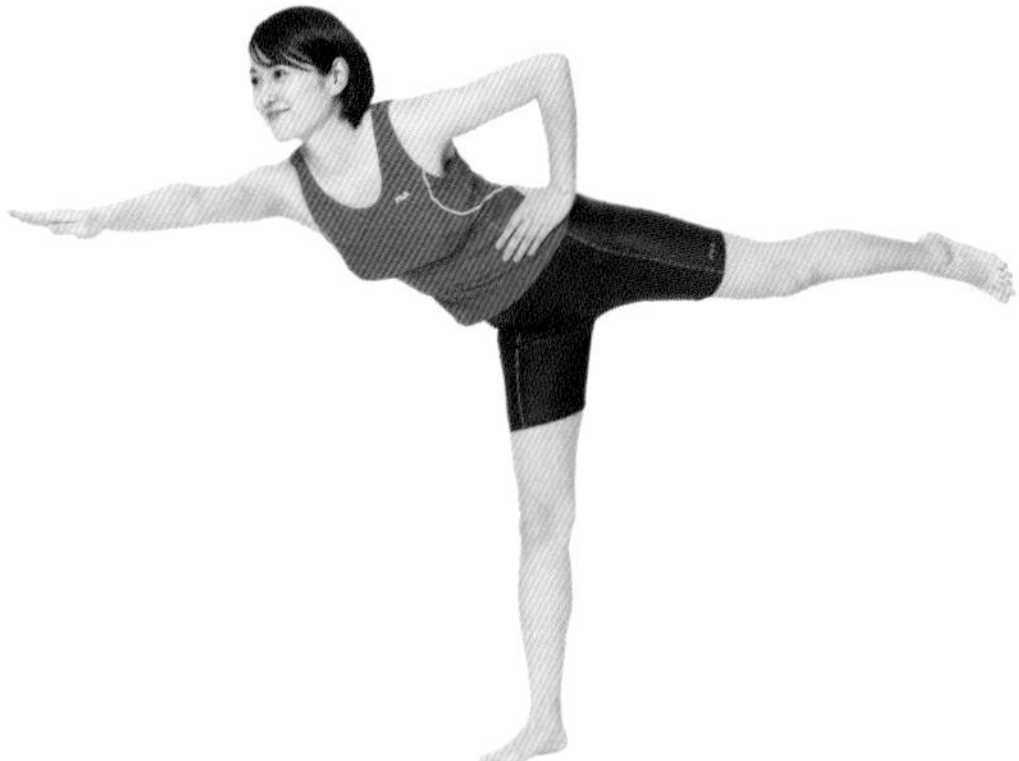

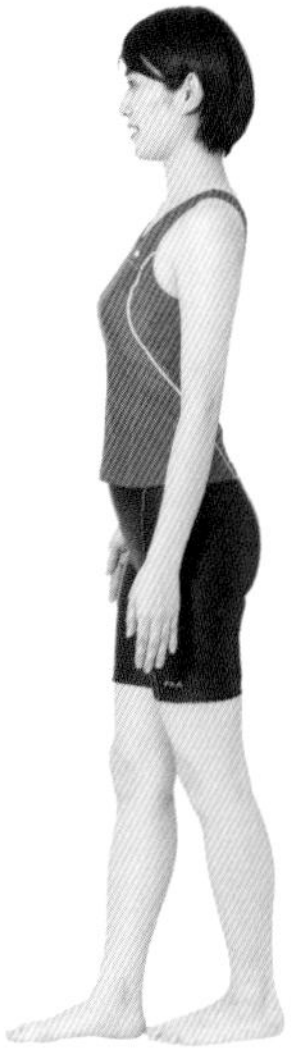

バランス力が
衰えていない人は

5秒T字バランス

バランス力が
衰えている人は

タンデム歩行

から始める

転んでもケガしたくないなら身体をやわらかくする

詳細は 70 ページ〜

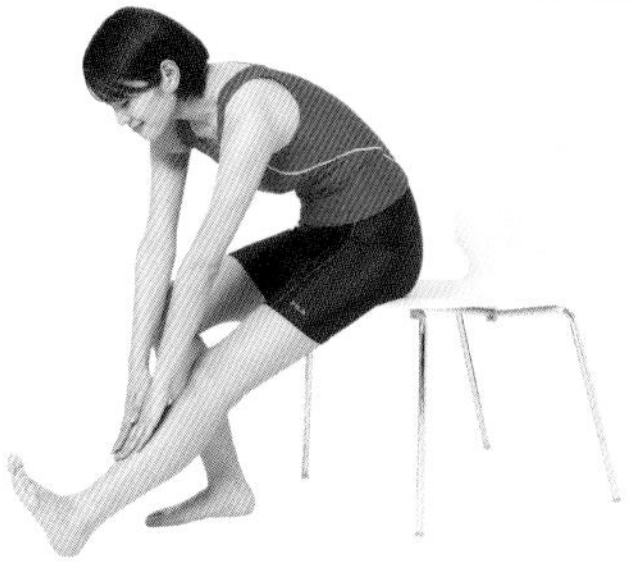

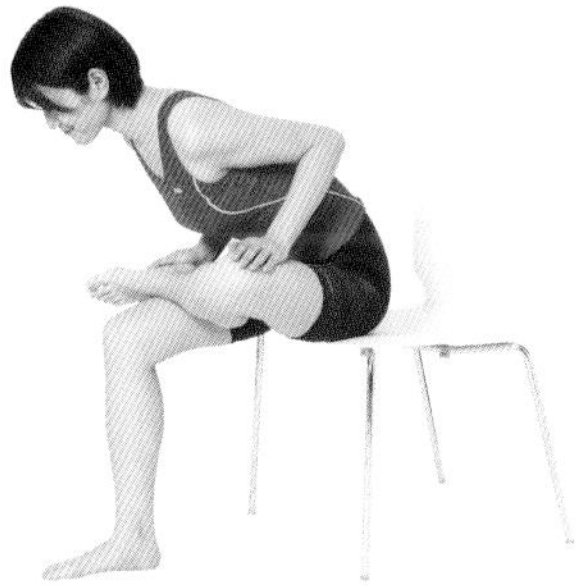

身体がものすごく
硬くなっている人は
イスに座って

裏もも伸ばし

お尻伸ばし

内もも伸ばし

から始める

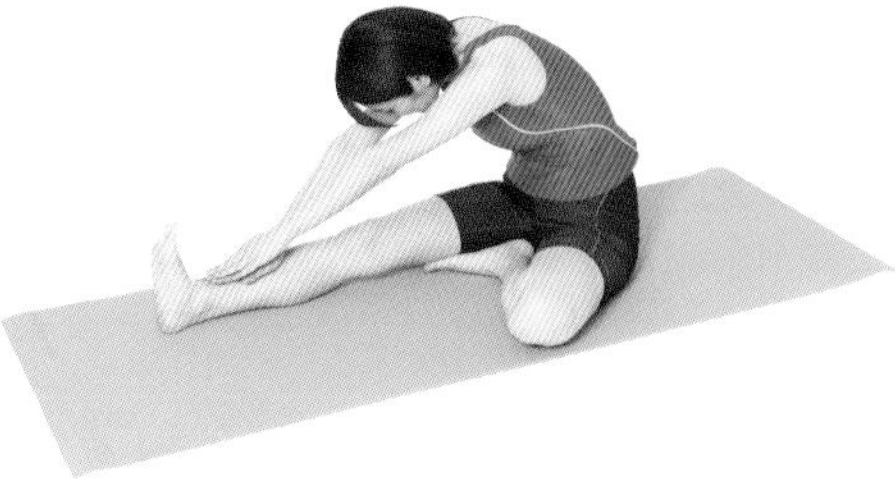

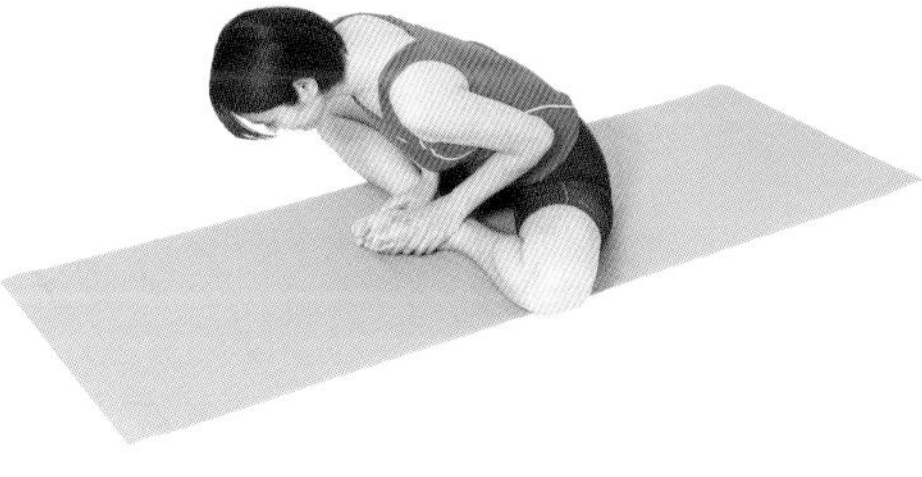

柔軟力を
維持できている人は
床に座って

裏もも伸ばし

お尻伸ばし

内もも伸ばし

老化の目安になる握力を取り戻す

詳細は 82 ページ～

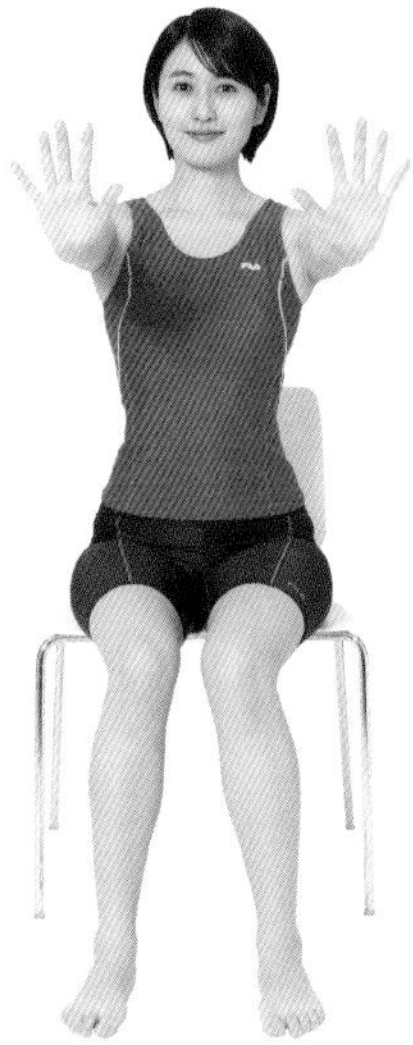

ペットボトルのフタが
開けられないほど
握力が衰えている人は

グーパー運動

から始める

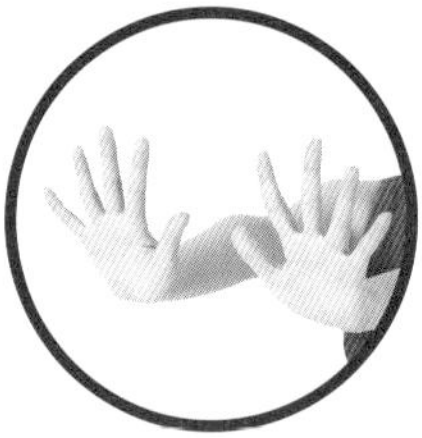

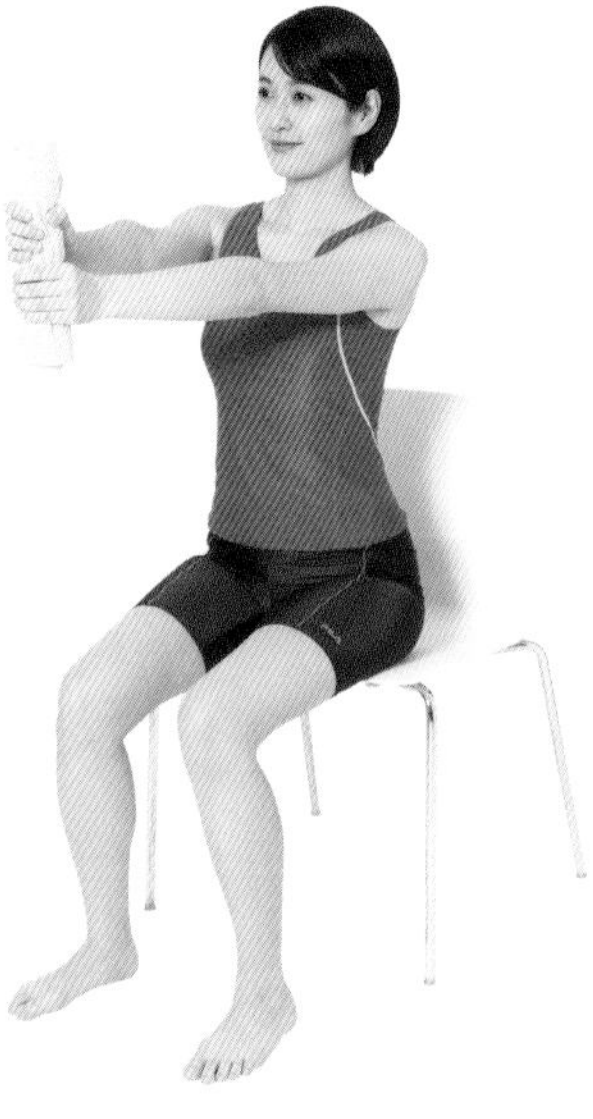

まだまだ握力が
衰えていない人は

ぞうきんしぼり運動

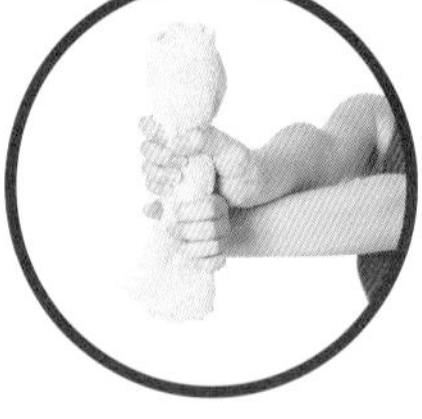

「長生き部屋トレ」は、**週2～3回が目標**です。
それぞれのトレーニングの所要時間は1～2分。
とはいえ、無理は禁物。
10回できないなら5回から、2セットできないなら1セットから、
自分のできる範囲から始めましょう。
大切なことは、続けることです。
コツコツ続けることで、4つの力を維持・強化できます。
健康で長生きしたいなら、
いつまでも楽しい毎日を送りたいなら、
今日から「長生き部屋トレ」を始めましょう。

長生き部屋トレ 体験者からの感謝の声！

好きなテニスを再開できるようになりました！

若いころに靭帯の手術をして、「もうできないかな」と思っていたテニス。スポーツ室のみなさんの指導を受けて、コツコツトレーニングを重ねたら、月２～3回程度のテニスができるようになりました。

K.T.　70代女性

体重が７kgも落ちました。もう少し！

最初は20kg減を目標にしていましたが、現実的に難しいかなと思って10kgを目標に。トレーニングを続けると落ちるものですね。あと3kg。この調子なら達成できそうです。

M.A.　60代男性

20年前にやっていたスキーに再チャレンジ

昨年の2月、20年ぶりに冬の北海道でスキーを滑ることができました。ダウンヒルを4時間で8本。最後の1本はさすがに足がパンパンに張っていましたが納得の滑りでした。ありがとうございます。

K.O.　70代男性

75歳まで現役で仕事を続けられそう

あと10年は健康で仕事を続けたい。そんな身体づくりのために始めた長生き部屋トレ。50代からお腹まわりが気になっていて不安でしたが、スッキリ引き締まってきて、まだまだ頑張れそうです。

Y.H.　60代男性

同窓会で優越感にひたってしまった

同窓会に行ったときに、まわりの同窓生より筋肉がついていることを実感。ちょっと優越感でした。自分を若々しく感じられるのはうれしいですね。これからもトレーニングを続けます。

S.A.　60代男性

年１回の体力測定が楽しみに

この年になって体力測定が楽しみになるとは思いませんでした。1年前より数字が伸びるのを確認できると、ほんとうれしいです。また高かった血圧も正常になり、薬が手ばなせました。

H.S.　50代男性

週末、孫と遊ぶのが待ち遠しい

走り回る孫と遊ぶのにも体力が必要です。これまでは自信がなくて遠慮していましたが、今は週末が待ち遠しい。同じように走れるわけではありませんが、1日一緒に遊べます。

K.T.　80代男性

階段をスイスイ上れるようになりました！

できるだけ階段を利用しないようにエレベーターやエスカレーターを探すのが当たり前でしたが、今では目もくれず自分の足で階段を上れます。自分でビックリしています。

S.N.　70代女性

下り専門のハイキングが、上りも楽に

毎年夏になると１カ月ほど山へ行くのが楽しみの一つ。ただ、ハイキングは下り専門でした。でも、スポーツ室のお世話になってから、なんと上りも楽に上れるようになったんです。

N.K.　70代女性

はじめまして、順天堂大学医学部附属順天堂医院の健康スポーツ室です。

１９９６年に開設された健康スポーツ室では、
健康総合大学である順天堂大学の
医学部、医療看護学部、スポーツ健康科学部、
保健医療学部とともに
スポーツ医学、運動生理学、運動処方、
トレーニング理論などの科学的根拠に基づいて、
健康のためのライフスタイルの改善を
提案しています。

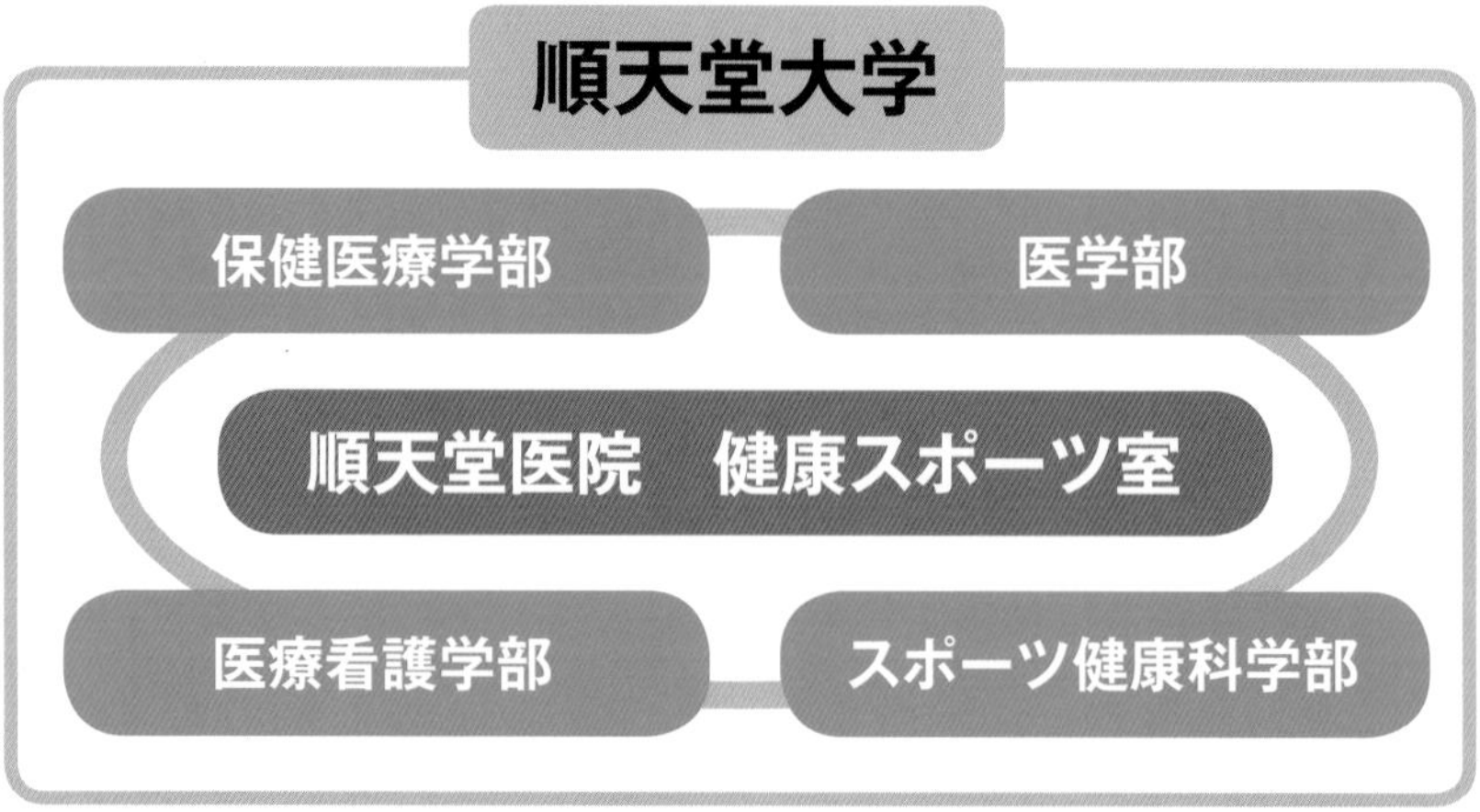

健康スポーツ室を訪れる利用者の目的は、
生活習慣病の予防、心大血管の疾患《しっかん》を対象とするリハビリテーション、
健康増進などさまざま。
共通しているのは、自分の健康のため。
そうした利用者に対してスポーツ室では、
医師、看護師、健康運動指導士、管理栄養士などの専門スタッフが
メディカルチェックや体力測定を行い、
利用者それぞれの身体に合ったオリジナルプログラムを作成し、
指導、実践、効果判定、フォローアップまで行っています。

スポーツ室を利用されている利用者は、
メディカルチェックや体力測定の段階から驚かれるといいます。
自転車エルゴメーターや呼気ガス分析器などを使った心肺運動負荷試験や

多方面から撮影するレントゲン、専用マシンを使った脚筋力測定などは、一般的には行われていないかもしれません。

利用者それぞれのプログラムを実践していただくため、その効果にも喜んでもらえています。

「ひざの靭帯《じんたい》を傷めてあきらめていたテニスができるようになった」

「75歳まで現役で仕事を続ける身体をつくれた」

「大好きな山歩きが下りだけでなく、つらかった上りも楽になった」

心肺機能を高めるトレーニングでは、「もう少し頑張れるけど……」という声もいただきますが、それは利用者の安全のため。

長生きのためには、安全で適切な運動を実施することが肝心なのです。

そんなスポーツ室で実践しているトレーニングを基に、**健康で長生きするために考案したのが「長生き部屋トレ」**です。

安全で誰にでもできるプログラムになっています。

コロナ禍《か》で外出制限を余儀なくされているみなさんは、

自宅で過ごされる時間が長くなっているのではないかと思います。

日々の活動量が低下すると、

筋肉の力が衰え、関節の働きが悪くなり、体力の低下につながります。

それだけでなく、脳の病気や心臓の病気、

さらには血管の病気の進行にもつながります。

巣ごもり生活は、健康で長生きするためには、とても危険なのです。

そのためにも、自宅で安全にできる「長生き部屋トレ」。

無理のない範囲で始めてみてはいかがでしょうか。

順天堂大学医学部附属順天堂医院　健康スポーツ室　医師・横山美帆

CONTENTS

第2章 みるみる身体が元気になる 基本の「長生き部屋トレ」

第3章

気になる不調を改善する「ちょい足し部屋トレ」　91

第1章

あなたの身体は、「巣ごもり生活」であっという間に老化する

巣ごもり生活で身体活動量は3割減！長生きを阻害する健康被害も……

新型コロナウイルスは、私たちの生活を大きく変えました。外出時はマスクを着け、できるだけ密になる状況は避け、ソーシャルディスタンスを常に意識する。また、手洗いや手指の消毒、うがいはまめに行う。東京オリンピックを控えてワクワクしていたころには、誰にも想像できなかったことです。

コロナ禍による閉塞感《へいそくかん》をいっそう感じるのが、外出自粛の生活です。「巣ごもり生活」と称されることもありますが、多くの人が外出を最低限に抑え、自宅で過ごす時間が長くなっています。

特に、コロナ感染時に重症化が懸念される高齢者や糖尿病などの持病のある方は、ほとんど外出しないという方も増えています。

外出しないことで、コロナに感染するリスクは軽減できるでしょう。

しかし、健康で長生きするためのライフスタイルという視点に立つと、外出自粛はとても歓迎できません。

1日の身体活動量が減ることは、健康にとっては大きなマイナスなのです。

それでは、コロナ禍によって、身体活動量はどれくらい減少しているのでしょうか？

国立長寿医療研究センターのインターネット調査によると、**高齢者は1週間あたりの身体活動時間が約3割（約60分）減少**したと報告されています。

また、世界35の調査機関によって行われたインターネット調査では、**汗ばむ程度（早歩きレベル）の身体活動が1日約3・2分減少し、座っている時間は1日で3・1時間も増加した**と報告されています。

毎日電車通勤をしていた人が在宅ワークになったとしたら、往復の通勤時間を考えると、座っている時間が1日3時間増えたとしても不思議ではないですよね。この**身体活動量の低下は、重大な健康被害をもたらす**可能性があります。

身体を動かす機会が減ると運動機能はボロボロ、骨はスカスカ！

身体を動かす機会が減ると、どうして健康を害することになるのでしょうか？

ひとつは、身体を動かさないでいると、運動機能がボロボロになります。


活動しない筋肉や筋力は、あっという間に衰えます。

ある研究によると、高齢者が1日1500歩以上の歩数を2週間減少させると（平均3500歩／日）、下半身の筋肉が約4％減少するという報告があります。

ちなみに、健康のためのウォーキングとして推奨されているのは、1日8000歩（中之条研究・株式会社健康長寿研究所）。巣ごもり生活のみなさんはどうですか？ 8000歩なんてとても歩いていないと思います。

もしかすると、トイレとリビングの往復だけで、1000歩も歩いていないかもしれませんね。

安静臥床《がしょう》、要するにベッドに寝ているだけの状態が身体に悪いことは、70年以上も前から確認されていることです。

ある研究によると、**5〜14日間ベッド上で安静にしているだけで、筋肉量は1日0.4〜1.0%の割合で、筋力は1日1.1〜1.8%の割合で減少する**という報告があります。

筋肉量や筋力だけでなく、筋たんぱく質代謝も3〜4割減少するといいます。筋肉をつくる能力まで衰えるということです。

衰えるのは筋肉だけではありません。

身体活動量と大腿《だいたい》骨頸部《けいぶ》骨折の発生率を調査したメタアナリシスによると、早歩きや階段上りなどの中強度の活動は、男性の場合45%、女性の場合38%、骨折の発生リスクを抑えるという報告があります。

つまり、**身体を動かす機会が減ると、骨まで弱くなる**ということです。

身体活動量と骨密度との関係を調査した大規模研究によると、男性は中強度の身体活動が10％減少すると骨密度が０・３０６ｇ／㎠低下し、**女性は座っている時間が１日10分増えると骨密度が０・１５９ｇ／㎠低下した**といいます。

コロナ禍の影響で、座っている時間が１日約３時間増えていることを考えると、このレベルでは済まなくなります。

骨に関していえば、外出自粛によって日光を浴びる時間が少なくなっているのも問題です。日光を浴びる時間が減ると、**体内でのビタミンＤの産生量が減少**します。

ビタミンＤは、骨の原料となるカルシウムの吸収率を高める成分。不足すると、**骨をつくる能力が低下する**ことになります。

身体を動かすことが少なくなれば、関節も硬くなります。

関節は、骨と骨とをつなぐ大切な部位で、立つ、座る、歩く、手や足を伸ばすなど、あらゆる動作に欠かせません。だからこそ、家でじっとしていたり、座ったまま長時間を過ごすような生活をしていたりすると、関節の動きを滑らかにする滑液《かつえき》の分《ぶん》泌《ぴつ》が少なくなり、硬くなってしまうのです。

しばらく使っていなかった部屋を久しぶりに開けようとしたら、ドアが開かなかったり、蝶番《ちょうつがい》が錆《さ》びついていたりした経験はありませんか？　そんなことが身体にも起きているのです。

人間の身体は賢くできていて、使わなくなると、脳が「この機能はここまで必要ないんだ」と判断して、どんどん縮小化します。

無駄なところにエネルギーを使うのは、もったいないですからね。

脳からすると、あまり使われなくなれば、太くて強い筋肉も、硬くて強い骨も、滑らかに動く関節も、生きていくためには必要ないのです。そして気づいたら、運動機能がボロボロになっています。

運動機能が衰えてくると、ちょっとした動作で疲れたり、痛みを感じたりするようになって、さらに身体を動かさなくなります。家から外に出るのも面倒になってきます。これが、身体活動量の低下による二次被害を引き起こすのです。

身体活動量が低下すると死亡リスクが高まる！

1位　高血圧（12・8％）
2位　喫煙（8・7％）
3位　高血糖（5・8％）
4位　運動不足（5・5％）
5位　過体重・肥満（4・8％）

これは、世界保健機関（WHO）がまとめた、2004年時点での死亡や医療負担につながる危険因子のランキングです。

高血圧、高血糖、肥満は、心血管疾患《しっかん》やがんなどにつながることはよく知られていますが、「運動不足」がなんと第4位に分類されています。

身体を動かさないのは、死亡リスクを高める行為でもあるのです。

以前から、身体活動と生活習慣病のリスクは、密接に関連しているといわれてきました。**1〜4週間という短期間の活動量の低下でも、座っている時間の増加でも、生活習慣病のリスクが高まる**ことがわかっています。

また、少し古い話になりますが、1953年にイギリスにおいて身体活動と心血管疾患の関係を研究したものがあります。その報告によると、ロンドンバスの運転手と車掌《しゃしょう》を比較したところ、座って仕事をしていることが多い運転手のほうが、心臓病の発症や死亡のリスクが高かったといいます。

●ロンドンバスの運転手と車掌の心臓病発生率の推移

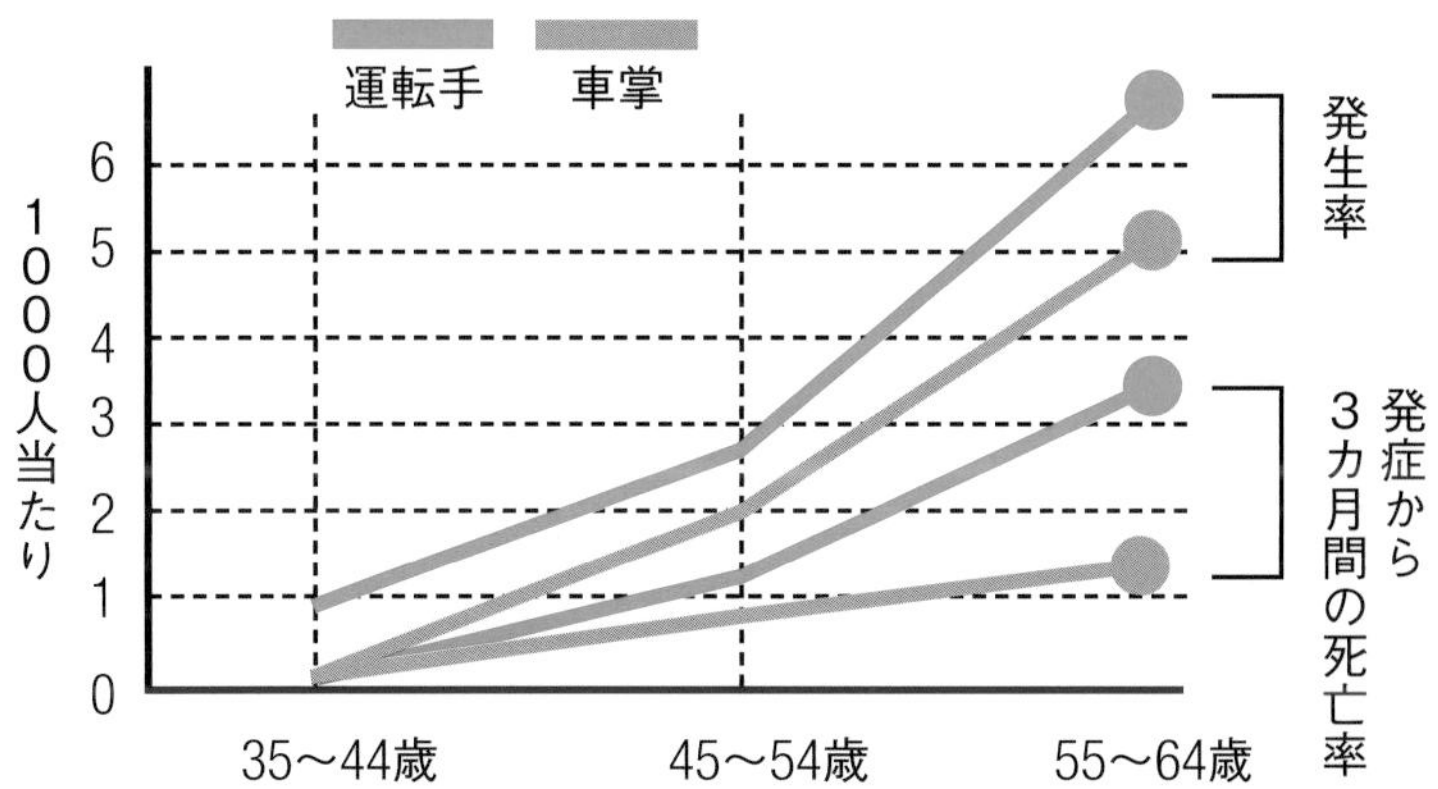

※出典：Morris JN,et al.Lancet 1966; 2(7463):553-9.

動かなければ体重が増える、心肺機能もどんどん衰える！

身体を動かす機会が少なくなれば、生活習慣病の入り口ともいえる、メタボリックシンドロームのリスクも高くなります。なぜなら、**筋肉量が減ると太りやすい身体になる**からです。

筋肉量の減少は、そのまま基礎代謝量の低下になります。

基礎代謝とは生命を維持するために必要とされるエネルギー量で、通常は10代をピークに、加齢とともに低下します。そして筋肉は、基礎代謝のうちでもっともエネルギーを消費する器官です。また、同じ動作、たとえば歩くという動作だけでも、筋肉量が違うと消費するエネルギー量が変わってきます。

つまり、筋肉が衰えると、食べたものを使いきれない身体になってしまうのです。

動かなければ心肺機能も衰えます。

「体力」という言葉をご存じだと思いますが、体力は筋力、心肺持久力、筋肉の柔軟性の総合力といわれます。心肺持久力が大切なのは、**衰えると、身体を動かすために必要な酸素を体内にたくさん取り込めなくなる**からです。

酸素を効率よく取り込めなければ、すぐに動けなくなります。ちょっと歩くだけで疲れてしまう。そうなると、さらに活動しなくなり、心肺機能はどんどん衰える。まさに悪循環です。

健常高齢者の身体活動を調査した研究によると、**1日に287kcalの活動を行うと死亡リスクが30%減少する**という報告があります。

287kcalは、中強度の活動を約1時間15分間行った分に相当します。具体的な活動としては、普通にウォーキング（時速4km）する、掃除機をかける、床拭きをする、庭の手入れをするなどになります。

心肺機能が衰えると、この程度の活動も続けられなくなってしまいます。

外出が減り社会との交わりが減ると認知症の発症リスクが高まる！

身体活動量が低下すると、認知症の発症リスクも高まります。超高齢社会の日本において、認知症は大きな社会問題の一つ。

厚生労働省研究班の大規模研究によると、2012年時点の65歳以上の認知症の有病率は約15％。約460万人といわれています。また、認知症を発症する前段階といわれる軽度認知障害（MCI）の高齢者は、約400万人と推計されています。

今後も認知症の人は増えていくと予想され、**2025年には65歳以上の20％、5人に1人が認知症になる**と予測されています。

日本における認知症が65歳以上に占める割合

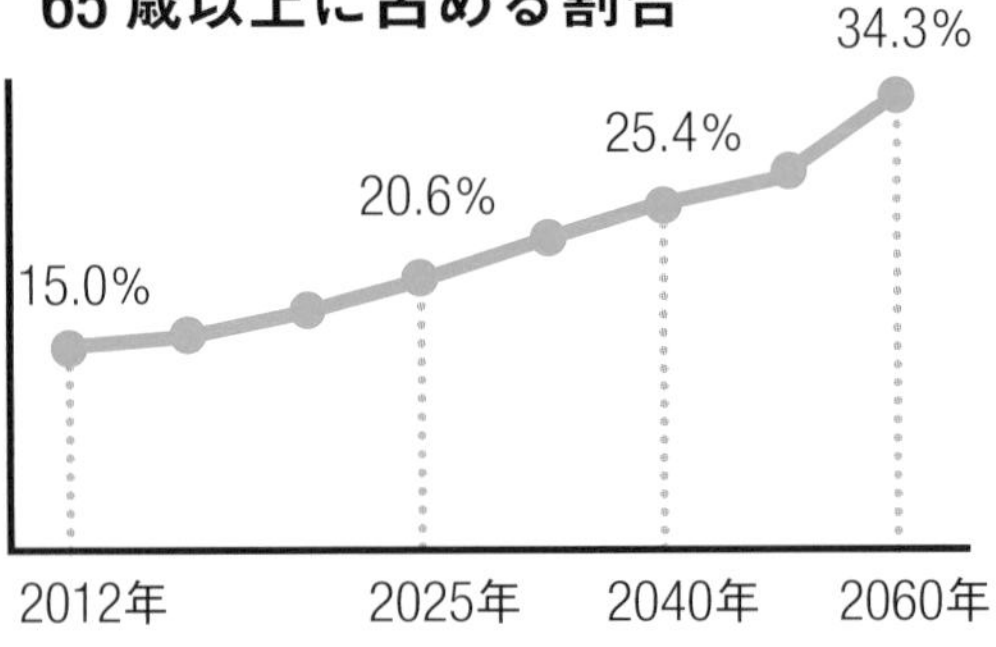

※出典：認知症施策推進総合戦略（新オレンジプラン）
～認知症高齢者等にやさしい地域づくりに向けて～の概要（厚生労働省）

身体を動かすことは、その強度に関係なく認知機能低下の予防になる。

このことに関する研究は数多く行われていて、理由としては、運動することによって記憶を司る海馬《かいば》という部位の機能が向上したり、脳と筋肉との信号のやりとりが脳を活性化したりするからだといわれています。

また、脳を正常に働かせるには十分な血液が必要で、血流をよくするためにも身体を動かすことは効果的であると考えられています。

認知症の発症リスクが高まるのは、動くことがおっくうになって外出が少なくなるからでもあります。**認知機能を維持するには、社会との交わりを持つこと**が非常に大切です。週に1回、余暇活動に参加するだけで認知症発症の抑制効果が認められ、その頻度が高くなればなるほど抑制効果が高まるといわれます。

美術館や旅行、仕事やボランティア活動などの社会活動も効果があるといわれ、やはり頻度が高いほど、抑制効果が高まります。巣ごもり生活は、認知症予防においても危険な習慣なのです。

免疫力がガクンとダウンしてしまう怖いフレイルサイクルに陥るな！

コロナ禍《か》における生活習慣病への影響に関する報告はまだ少ないものの、すでに血糖コントロールが不良になったという報告が出てきています。コロナによる身体活動量の低下は事実ですから、今後、さらに悪い情報が出てくる可能性があります。

身体活動量が低下し、生活習慣病を発症したり、悪化したりすると、さらに外出できなくなります。

というのは、**生活習慣病は、コロナ患者の重症化のリスク因子**だからです。

実際、心疾患を有する人は人工呼吸器の治療を必要とすることが多く、２型糖尿病を有する人は重症化リスクが高くなるという報告があります。

肥満だけでも、人工呼吸器などの集中治療を要することが多かったといいます。

身体を動かさなくなることでなんといっても怖いのは、フレイルサイクルを加速させてしまうことです。ここまで、身体活動量低下による健康への悪影響について話してきましたが、すべてフレイルサイクルを加速させることで起きる現象です。

そして、**フレイルサイクルに陥ると、健康で長生きできなくなる**のです。

フレイルとは、日本老年医学会が2014年に提唱した概念で、健康な状態と要介護状態の中間に位置し、身体的機能や認知機能の低下がみられる状態のことをいいます。

フレイルから抜け出す、もしくはフレイルにならないためのトレーニングが、本書で紹介する「長生き部屋トレ」なのです。

●フレイルサイクル

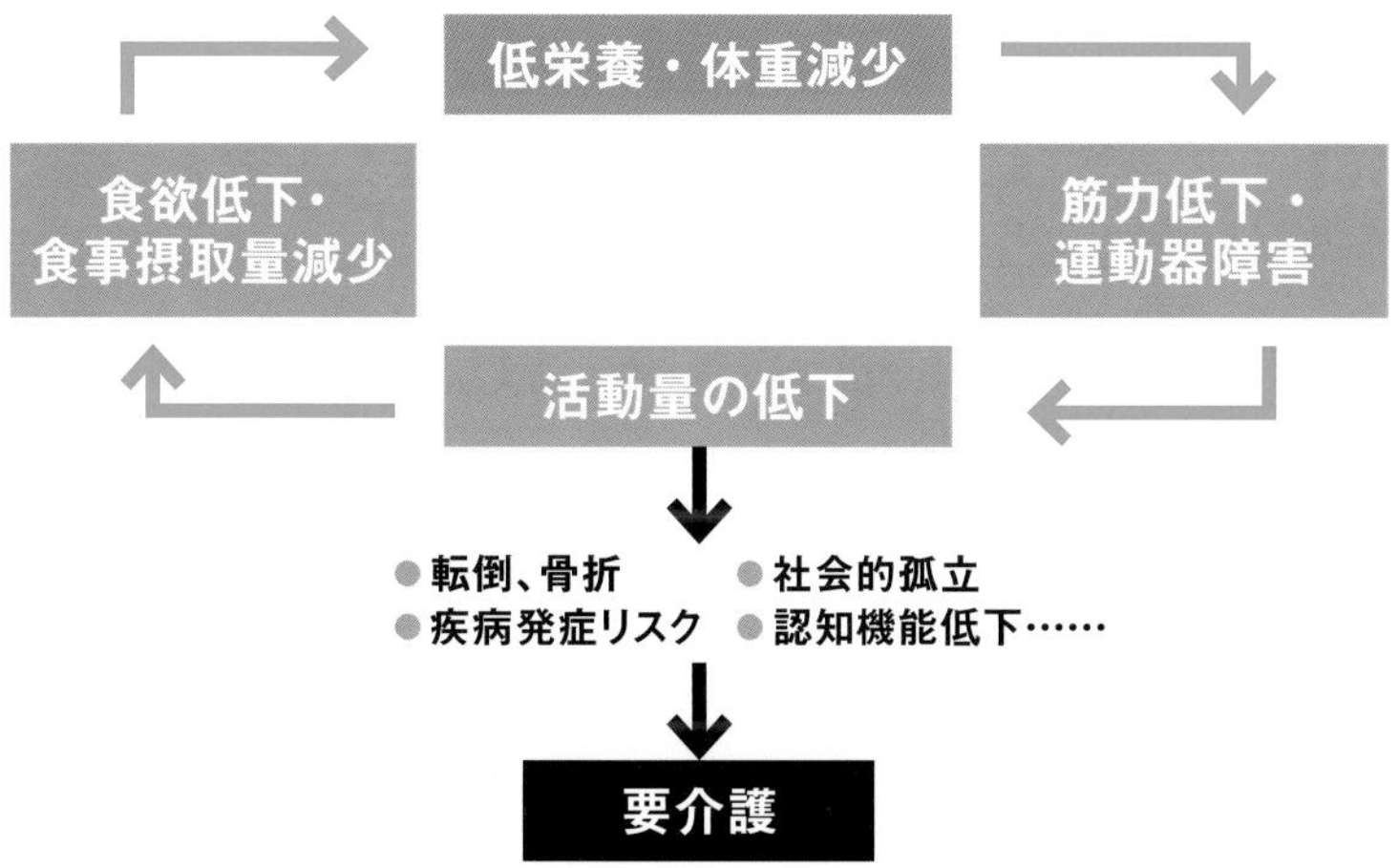

最後まで介護のお世話にならないために衰えさせてはいけない4つの力

私たちの身体は、誰でも加齢とともに衰えます。

「私はまだ大丈夫だから……」とか、「80歳なんてまだ先のことだから……」と言って何もしないでいると、気づいたらフレイルだったということになりかねません。

厚生労働省が発表している2016年のデータによると、日本の平均寿命は男性80・98歳、女性87・14歳。そして、健康寿命は男性72・14歳、女性74・79歳。平均寿命と健康寿命の差は、男性8・84歳、女性12・35歳になります。

つまり、人生80年以上生きたとしても、**男性は約**

●**健康寿命と平均寿命**

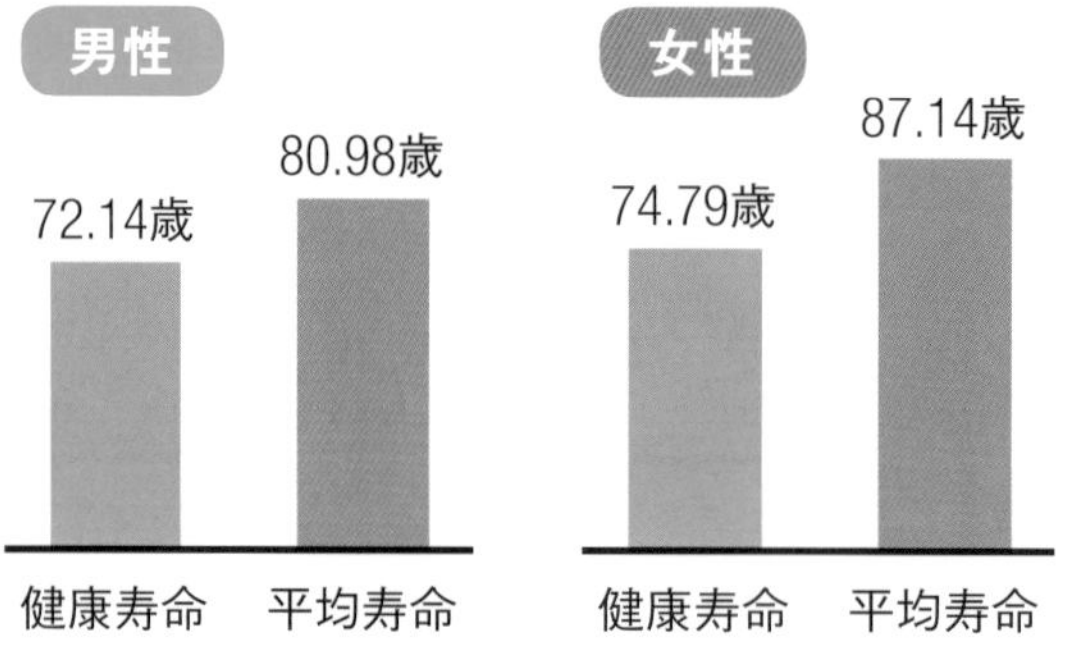

※出典：「国民生活基礎調査」（厚生労働省）／2016年

9年間、女性は約12年間を介護のお世話になるということです。

せっかく長生きするなら、行きたいところへ自分の足で移動して、仲間と楽しい話をして、できれば好きなものを食べて、飲んで……。そんな毎日が理想ですよね。

そのためには、フレイルの入り口となるサルコペニアやロコモティブシンドローム（ロコモ）といった身体的な老化現象を予防することです。すでに、その症状がある人は、元気な身体を取り戻すことです。

サルコペニアとは、加齢によって筋肉量が減少し、筋力が著しく低下することです。進行すると、杖《つえ》や手すりがないと歩けなくなる、歩くスピードが極端に遅くなるなどの症状が現れるようになります。

ロコモとは、加齢や運動器の疾患によって運動器の機能が低下し、自力での移動能力が衰えることです。進行すると日常生活動作にも介助が必要になり、やがては寝たきり状態になる可能性があります。

サルコペニア、ロコモの予防・改善のために衰えさせてはいけないのが、「足の筋力」「バランス力」「柔軟力」「握力」。この4つの力をいつまでも維持するためのトレーニングが、「長生き部屋トレ」なのです。

お尻や太ももの筋肉が衰えると自分の足で好きな場所へ行けなくなる

「長生き部屋トレ」の1つ目のターゲットは、足の筋力。**筋肉は30歳くらいをピークに誰でも衰えてきます**が、特にお尻《しり》や太ももといった下半身の大きな筋肉は要注意。

40歳を過ぎると、運動習慣がないと年1％の割合で減少していくといわれます。

単純計算になりますが、**80歳になると40%減。約半分の細さになる**ということです。いつまでも自分の足で移動するためには、衰えさせてはいけない筋肉なのです。

●20～70代の筋肉量の変化

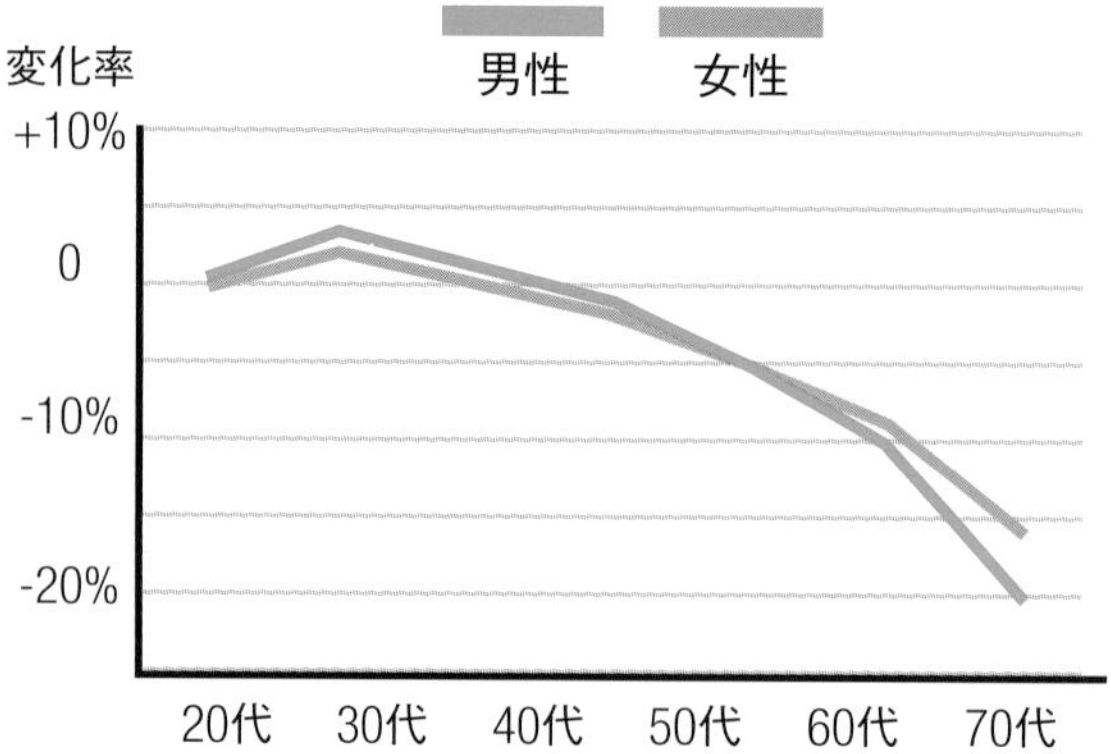

※出典：日本老年医学会　「日本人筋肉量の加齢による特徴」から作成

すぐにバランスをくずすようになると転倒してそのまま寝たきり生活も

2つ目のターゲットは、バランス力。

高齢者が要介護になった原因を上位から並べると、1位認知症、2位脳血管疾患《しっかん》(脳卒中)、3位高齢による老衰、そして**4位が骨折・転倒**です。骨が弱くなっていると、**転んだだけで簡単に骨折してしまいます**。足の付け根や背骨など、場所が悪ければ、そのまま寝たきり生活が始まることもあります。

平衡感覚も加齢とともに鈍くなり、体幹の筋力の衰えとあいまってバランス力も衰えてきます。

●年齢と骨量の変化

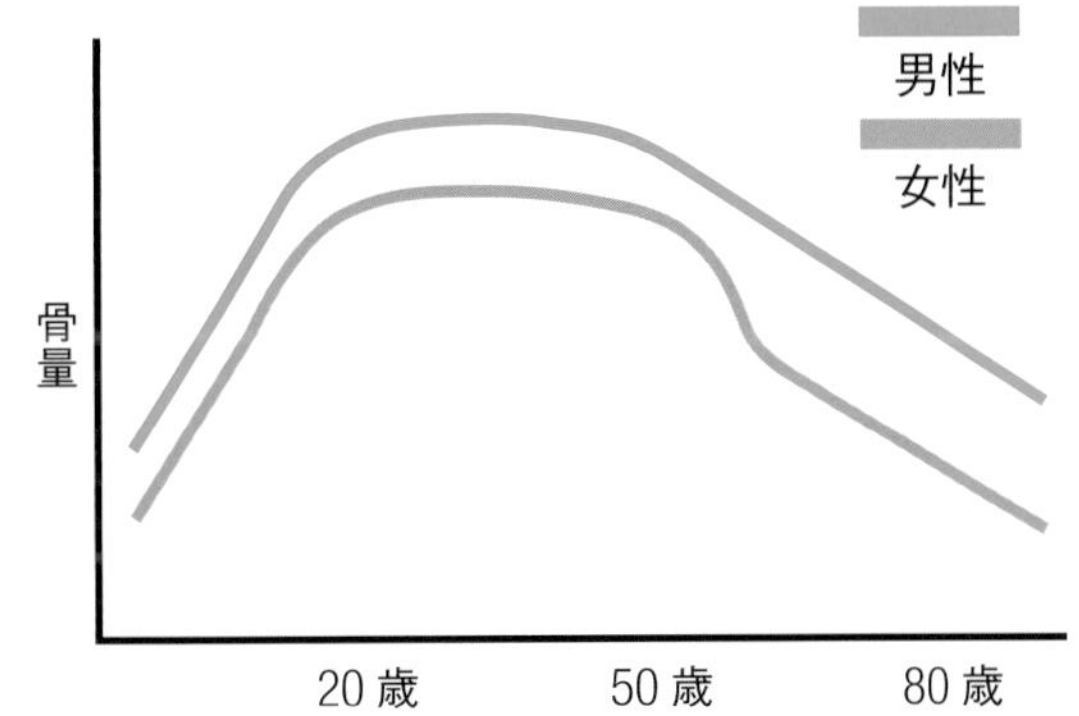

※出典：公益財団法人骨粗鬆症財団

身体が硬くなってガチガチになると ちょっとした衝撃にも弱くなる

3つ目のターゲットは、柔軟力。

関節がガチガチに硬くなると、バランスをくずしやすくなり、転倒したときにケガしやすくなったり、ちょっと身体を動かしただけでも痛みを感じたりするようになります。

関節も、筋肉や骨と同じように加齢とともに滑《かつ》液《えき》の分泌《ぶんぴつ》が悪くなり、関節周囲にある靭帯《じんたい》や腱《けん》が硬くなり、機能が衰えてきます。

動かなくなれば、なおさら関節はガチガチになるのです。

転倒・転落事故による年代別救急搬送者数

※人口10万人当り

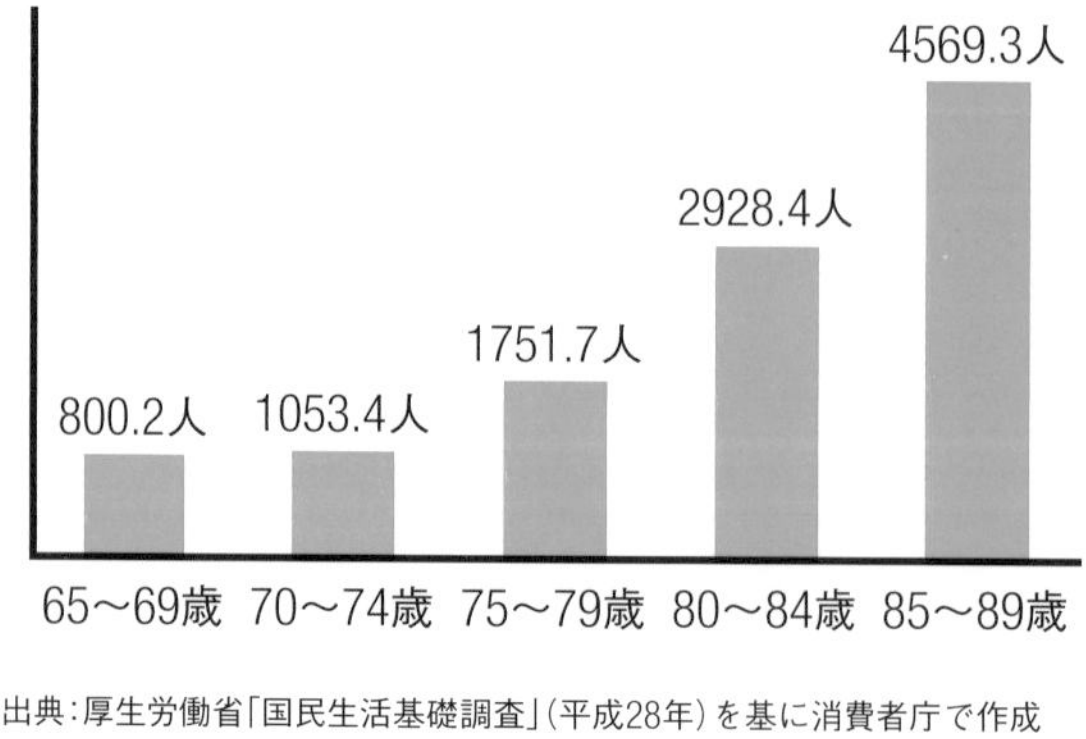

※出典：厚生労働省「国民生活基礎調査」（平成28年）を基に消費者庁で作成

握れない、つかめない、持てないは身体全体の筋力が衰えている証拠

4つ目のターゲットは、握力。足の筋力、バランス力、柔軟力と比べると軽視しがちな握力ですが、物を握ったり、つかんだり、持ったりするなど、生活動作の中でこまめに使う部分。それだけに**フレイル状態を確認しやすい力**でもあります。

フレイルの判断基準は、**利き手で男性は26kg未満、女性は18kg未満**。重い物を持つのがしんどくなってきたり、ペットボトルのフタを開けづらくなってきたら注意です。

●握力の加齢変化

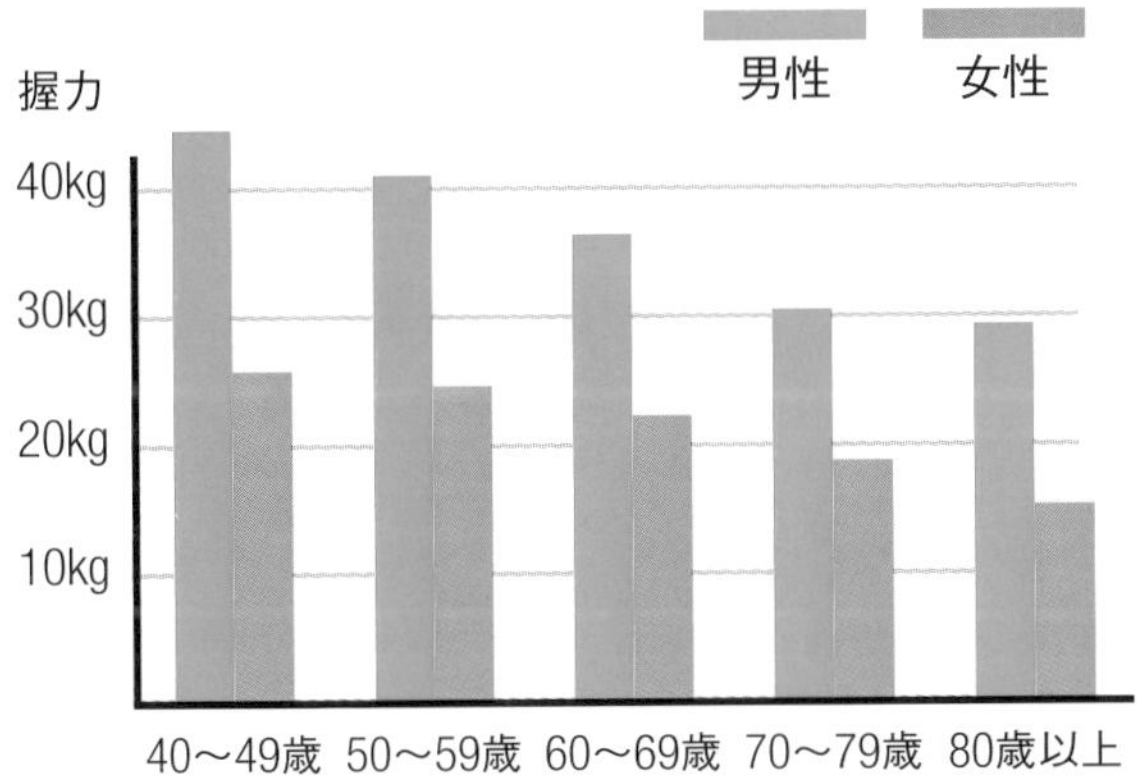

※出典：国立長寿医療研究センター「老化に関する長期縦断疫学研究(NILS-LSA)第5次調査結果」

4つの力を無理なく維持するのが誰にでもできる「長生き部屋トレ」

足の筋力、バランス力、柔軟力、握力。

この4つの力が「長生き部屋トレ」のターゲット。健康で長生きするために必要な力として、維持・強化していく部分になります。この力を衰えないようにしておけば、**誰のお世話になることもなく、いつまでも元気に動ける身体を維持できます。**

第2章以降で具体的な「長生き部屋トレ」について解説しますが、4つの力の今のレベルを確認するテストも、トレーニングも難しいものはありません。**運動習慣がない方でも、高齢の方でも、無理なく始められる**動作になっています。

もともと心疾患《しっかん》のリハビリの方や高齢の方のためのプログラムを作成し、指導してきた経験から考案したプログラムなので、**安全にできること、続けられること**を意識した内容になっています。安心して始めてください。

第2章

みるみる身体が元気になる基本の「長生き部屋トレ」

誰でも、いますぐ、おうちでできる、安心安全、効果抜群の「長生き部屋トレ」

足の筋力、バランス力、柔軟力、握力。この4つの力を維持・強化する「長生き部屋トレ」を、さっそく始めましょう。

まず、4つの力のチェックから。健康で長生きするためのトレーニングでケガをしたり、痛くなったりしては本末転倒。**自分の今のレベルをしっかり把握してから、適切なトレーニングに取り組む**ようにしましょう。

4つの力をチェックするテストは、簡単です。それぞれ5～20秒程度のテストになります。終わったら、結果に基づいて自分のレベルを確認してください。握力は2段階、それ以外は3段階のレベル評価になります。

注意することは、**判定で見栄を張らない**こと。

テスト結果が、今の自分のレベルです。素直に今のレベルに合ったトレーニングを行うことが、4つの力を維持・強化する近道になります。

「長生き部屋トレ」のやり方

1 4つの力をチェックする

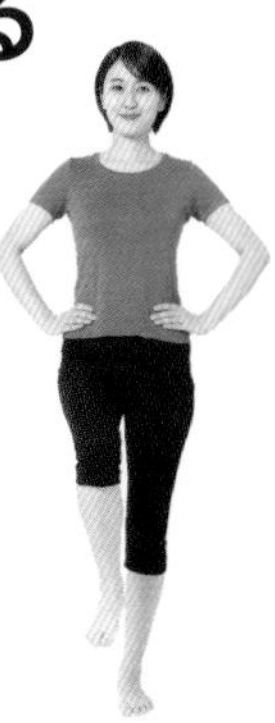

足の筋力、バランス力、柔軟力、握力それぞれを4つのテストでチェックしましょう。
結果を、安心の◎、要注意の○、危険の●のレベルで判定します。

詳細は48ページ～

2 レベルに合わせてトレーニングの種類を選ぶ

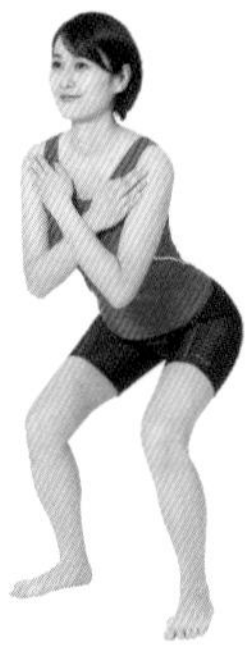

①のテストで判明した自分のレベルに合わせて、4つの力を維持・強化するトレーニングを確認しましょう。

詳細は56ページ～

3 部屋トレを始める

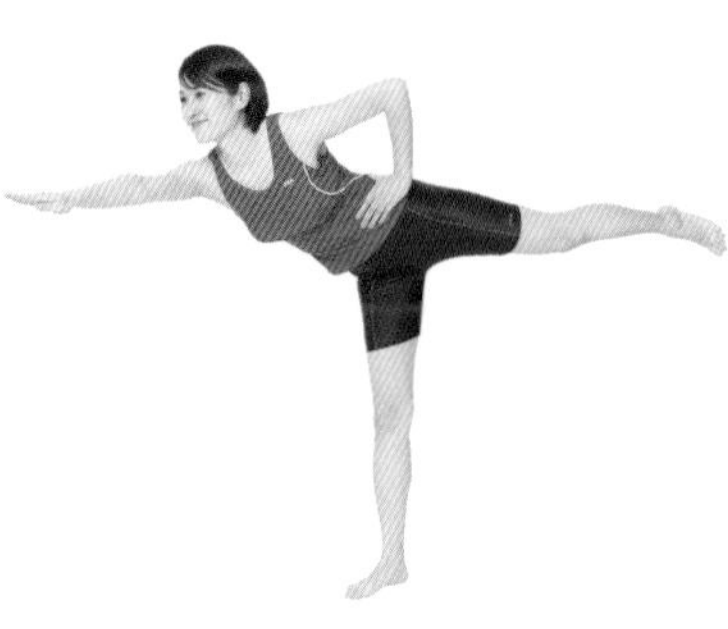

②で選んだトレーニングを、週2～3回を目標に始めましょう。

Check 1

足の筋力レベルが20秒でわかる 立ち座りテスト

イスからの立ち座り5回を何秒でできますか？

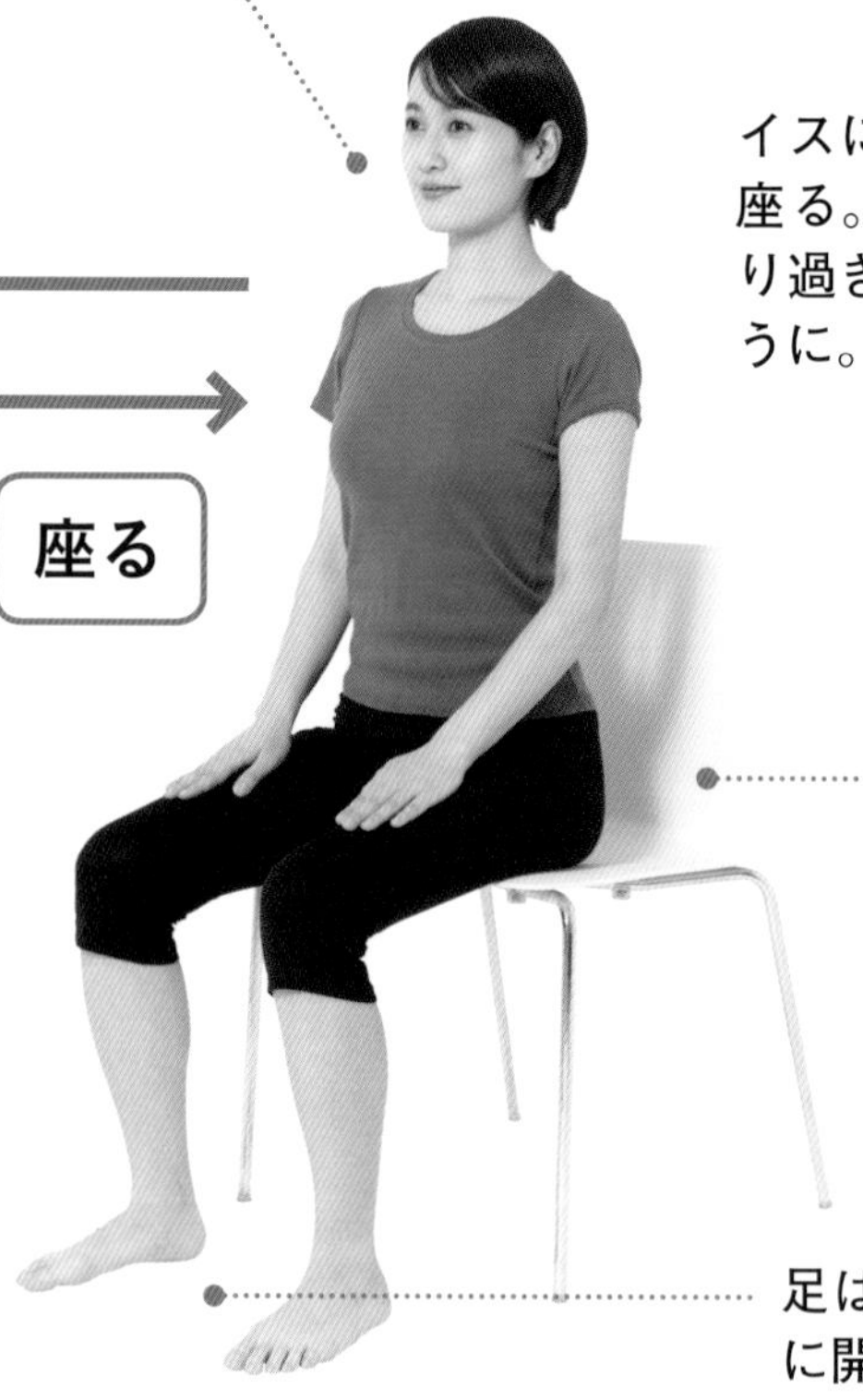
自然な呼吸で。
イスには浅く座る。深く座り過ぎないように。
足は肩幅くらいに開いておく。

※本テストは簡易なテストとしておりますが、P58の立ち座り運動のように手を胸の前でクロスしてテストするとより正確なレベルがチェックできます。

レベル評価

安心

12秒未満

要注意

12秒以上

危険

17秒以上

チェック方法

①座った状態からスタート。
②立つ、座るを４回繰り返す。
※立ち座りはなるべく早く。
③５回目に立ち上がったところで終了。何秒かかりましたか？

息をこらえて立つと血圧が上昇するので注意。

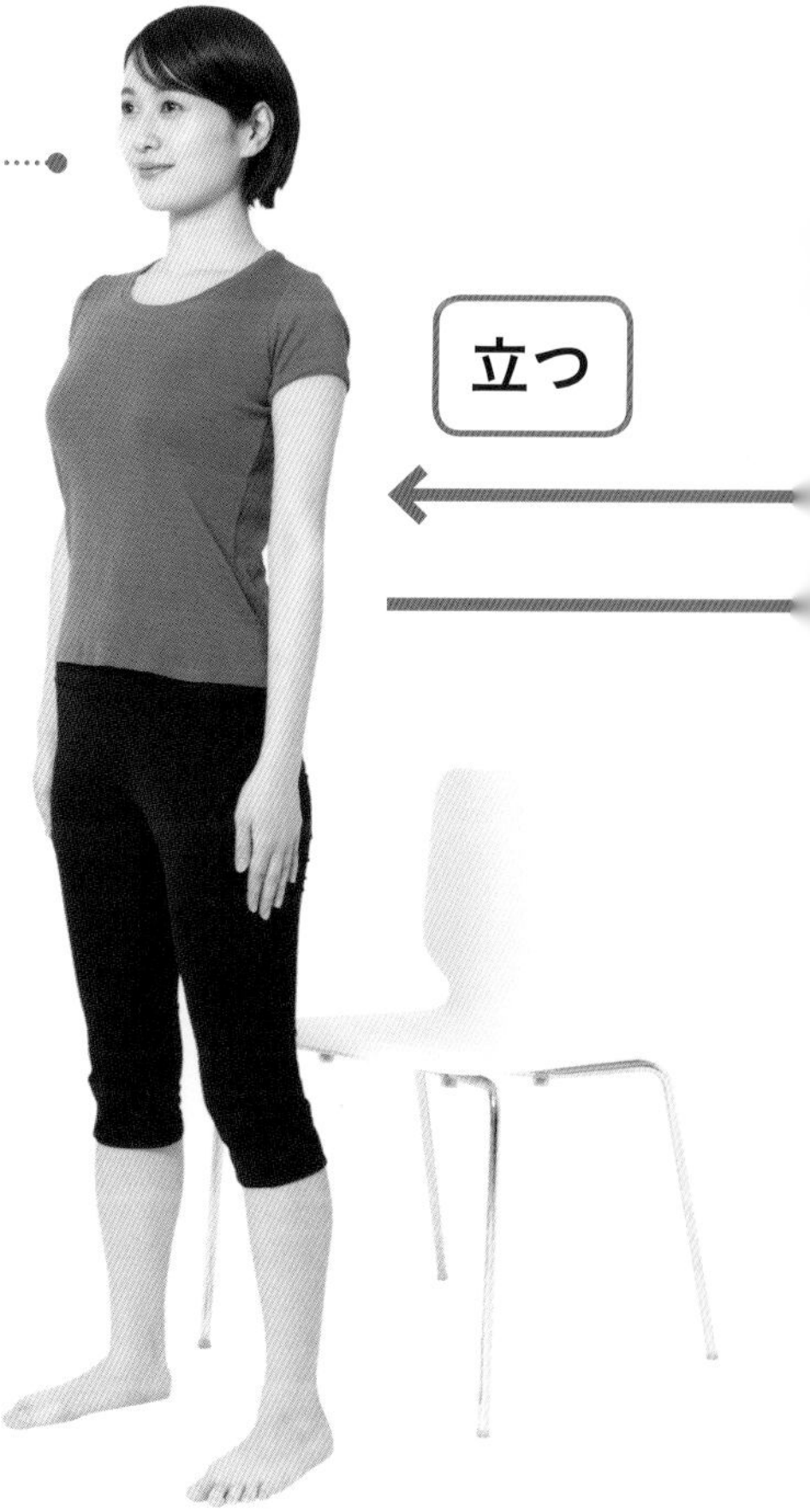

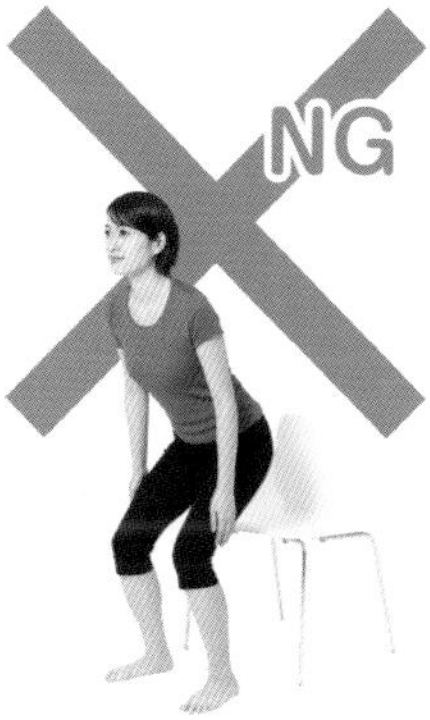

しっかり立ち上がってから座る。
中腰で立ち座りしないように。

Check 2

バランスレベルが20秒でわかる
かかと上げテスト

片方の足だけで立った状態を何秒キープできますか？

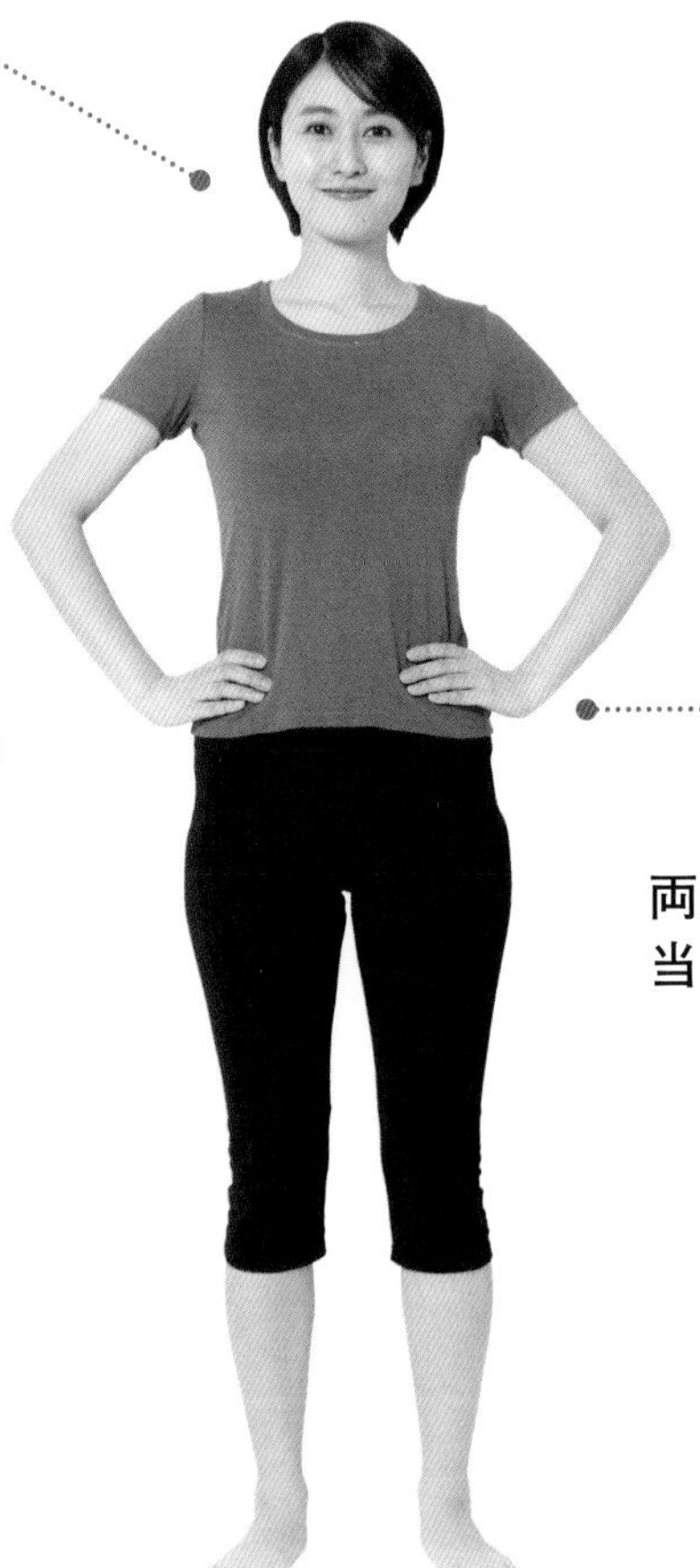
自然な呼吸で。
両手は腰に
当てる。

レベル評価

安心
20秒以上

要注意
20秒未満

危険
5秒以下

チェック方法

①両手を腰に当てて立つ。
②片方の足を床から上げたらスタート。
③バランスをくずしたら終了。何秒キープできましたか？

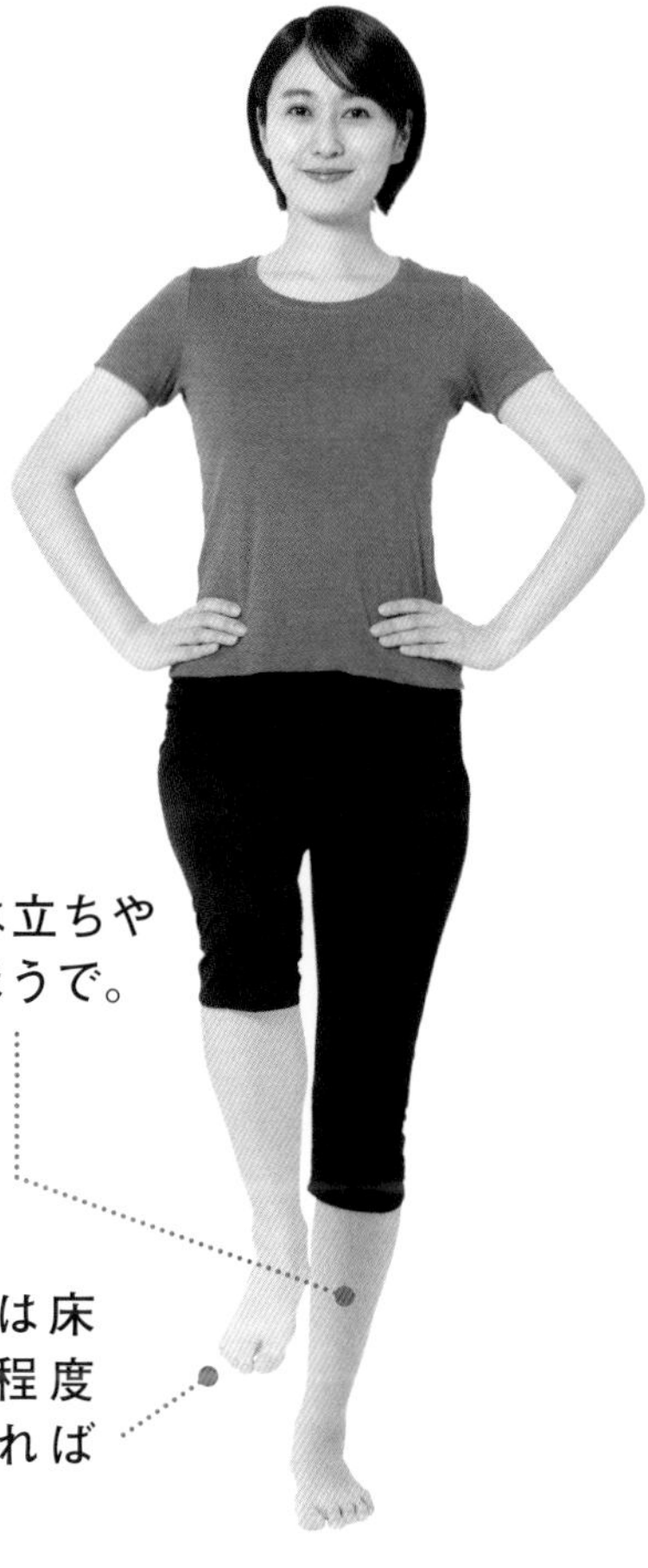

軸足は立ちやすいほうで。

上げる足は床から5cm程度離れていればOK。

こうなったら計測終了！

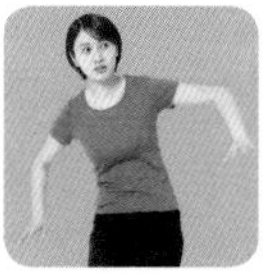

腰から手が離れる。

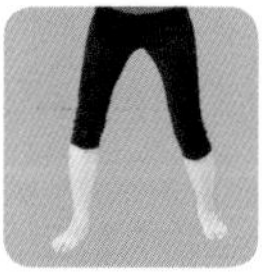

上げた足が床に着く。

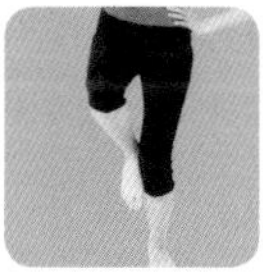

上げた足が軸足に着く。

Check 3

前屈テスト

柔軟力レベルが10秒でわかる

長座の姿勢から前屈します。手がどこまで届きますか？

自然な呼吸で。

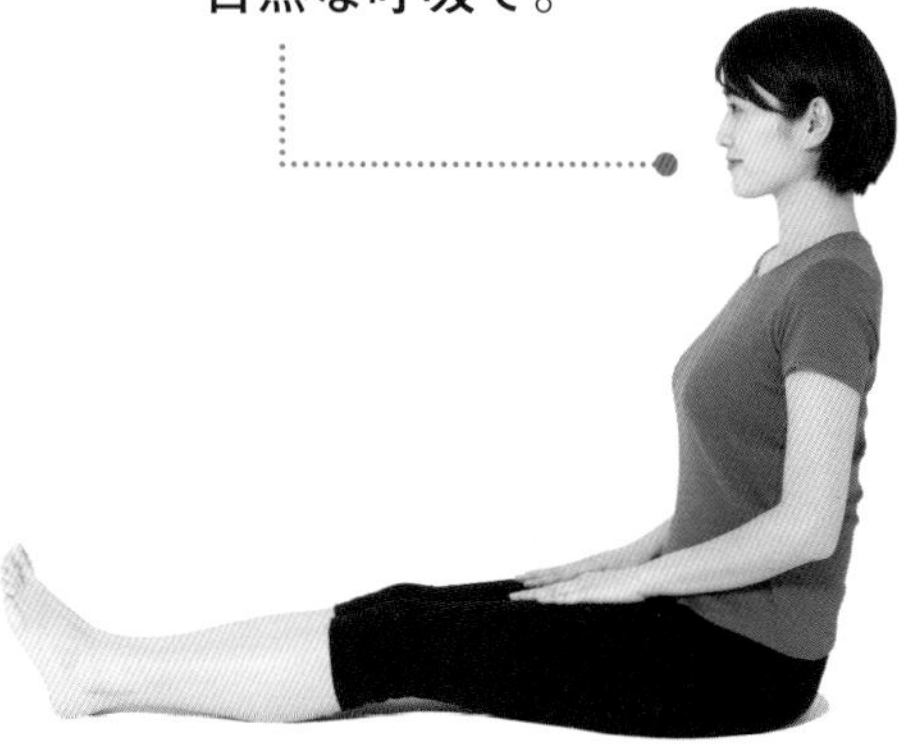

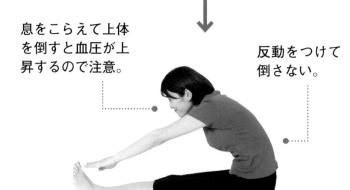

息をこらえて上体を倒すと血圧が上昇するので注意。

反動をつけて倒さない。

チェック方法

①足を伸ばして座る（長座の姿勢）。
②上体を前に倒し、両手を前に伸ばす。
手がどこまで届きましたか？

※長座できない人は
①イスに座り、両足を伸ばす。
②上体を前に倒し、両手を足先に向けて伸ばす。
手がどこまで届きましたか？

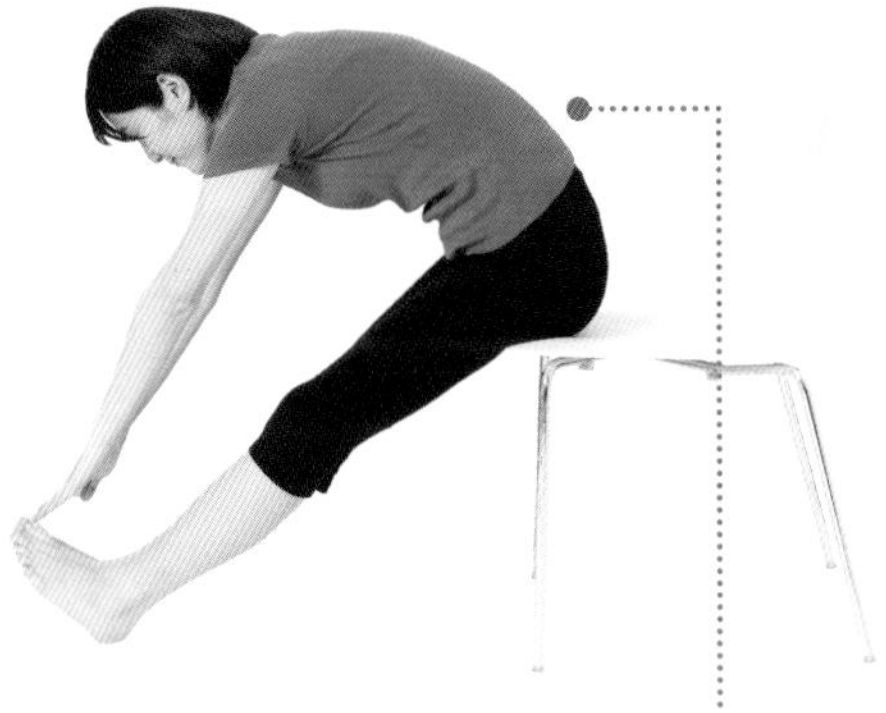

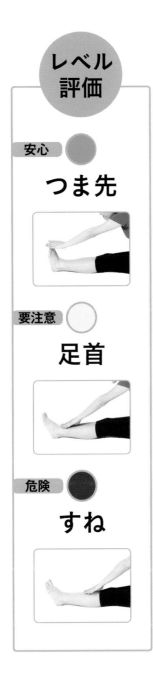

息をこらえて倒さない。反動をつけて倒さない。

レベル評価

安心
つま先

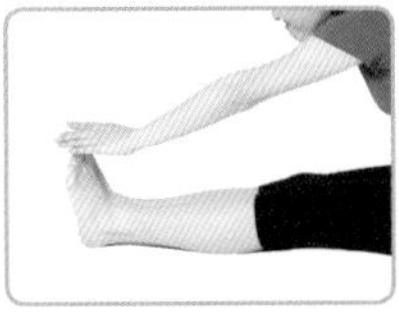

要注意
足首

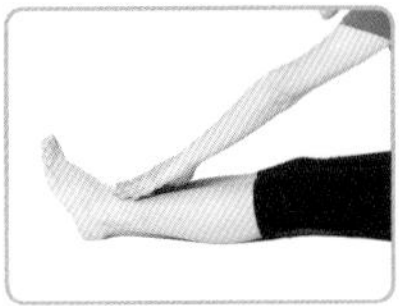

危険
すね

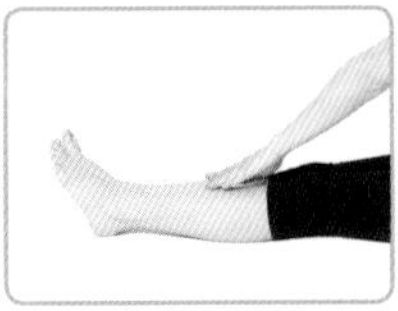

Check 4

握力レベルが5秒でわかる
ペットボトルテスト

ペットボトルのフタを開けられますか？

チェック方法

①末開封のペットボトルのフタを開ける。開けられますか？

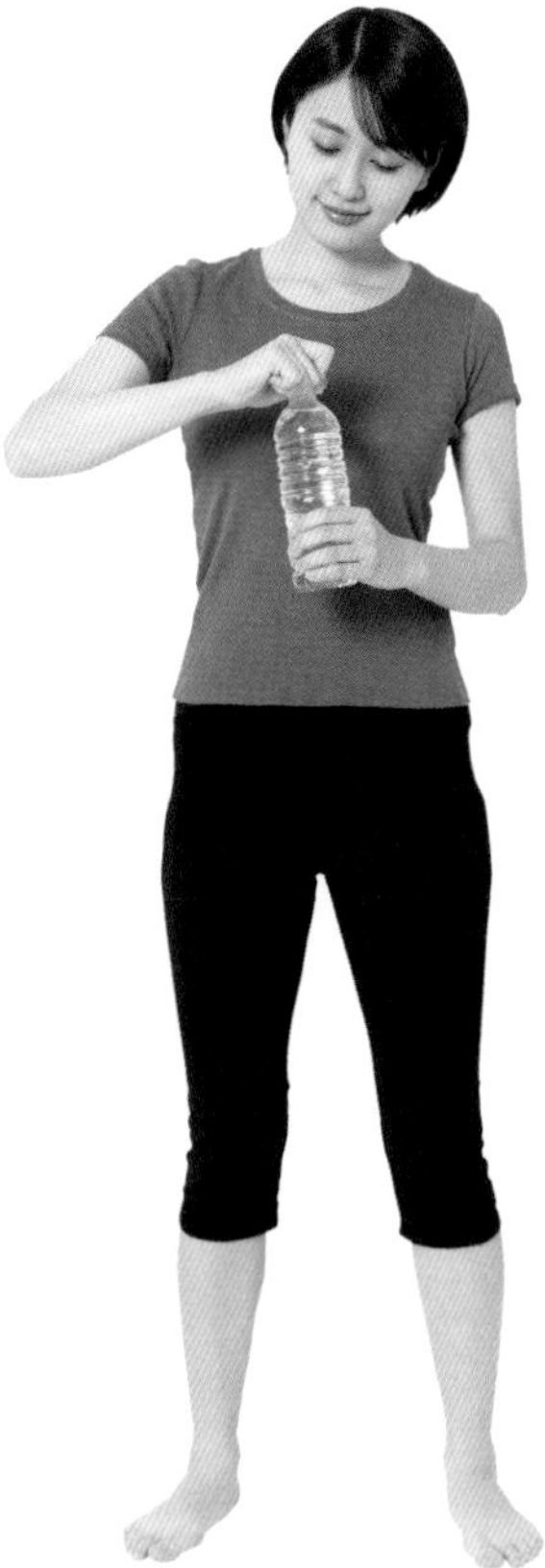

レベル評価

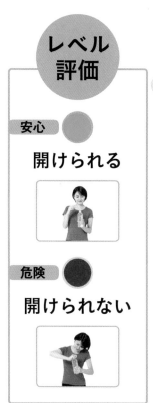

安心 開けられる

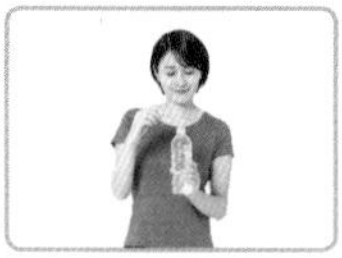

危険 開けられない

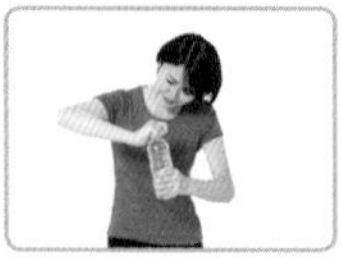

長生き力チェックシート

該当するレベルをチェックしてください。4つのテストの評価を整理し、自分がどのレベルなのか確認しておきましょう。

足の筋力 	12秒未満 □Check!	12秒以上 □Check!	17秒以上 □Check!
バランス力 	20秒以上 □Check!	20秒未満 □Check!	5秒以下 □Check!
柔軟力 	つま先 □Check!	足首 □Check!	すね □Check!
握力 	開けられる □Check!	開けられない □Check!	

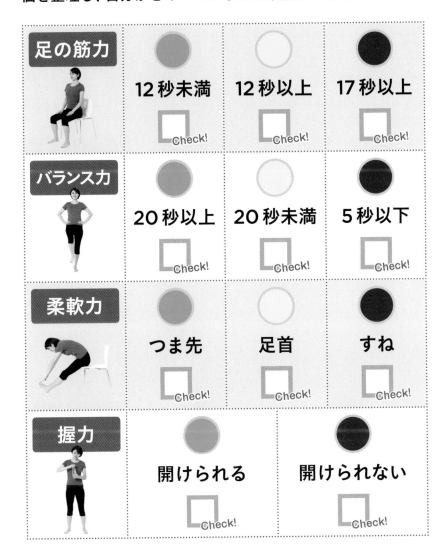

自分のレベルに合ったトレーニングが選べる「長生き部屋トレ」

4つの力のレベルを確認できましたか?

それでは次に、**足の筋力、バランス力、柔軟力、握力それぞれのレベルに合ったトレーニングを確認**しましょう。

まず、左記の「レベル別トレーニング表」を見てください。たとえば、足の筋力が赤レベルだった人は「立ち座り運動」、黄レベルだった人は「スクワット」、青レベルだった人は「ゴブレットスクワット」が実際に行うトレーニングになります。

自分が行うトレーニングメニューがわかったら、**動作解説ページを開いて、体をどう動かすのか、何回行うのか、確認**しましょう。この段階で実際に体を動かしてみるのもいいでしょう。

もし、「自分にはきつい」と感じるトレーニングがあったら、青の人は黄レベルに、黄の人は赤レベルに一つレベルを落として選んでもかまいません。

レベル別トレーニング表

４つのテストでわかった自分のレベルに合ったトレーニングを探し、解説ページでトレーニング内容を確認しましょう。

<table>
<tr><td>足の筋力
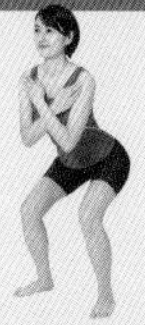</td><td>◉の人
ゴブレットスクワット
62ページ～</td><td>○の人
スクワット
60ページ～</td><td>●の人
立ち座り運動
58ページ～</td></tr>
<tr><td>バランス力
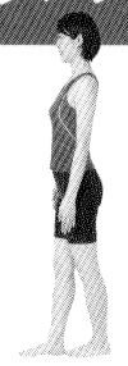</td><td>◉の人
５秒Ｔ字バランス
68ページ～</td><td>○の人
タンデム歩行
66ページ～</td><td>●の人
５秒かかと上げ
64ページ～</td></tr>
<tr><td>柔軟力
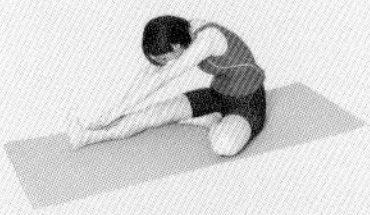</td><td colspan="2">◉○の人
床に座ったストレッチ３種類
76ページ～</td><td>●の人
イスに座ったストレッチ３種類
70ページ～</td></tr>
<tr><td>握力
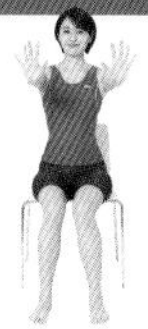</td><td colspan="2">◉の人
ぞうきんしぼり運動
84ページ～</td><td>●の人
グーパー運動
82ページ～</td></tr>
</table>

足の筋力

●の人

立ち座り運動

ゆっくりイスに座るだけ

目標

10~15回 × 2~3セット

1

イスに浅く腰かけ、足は肩幅より少し開く。手は胸の前でクロスさせる。

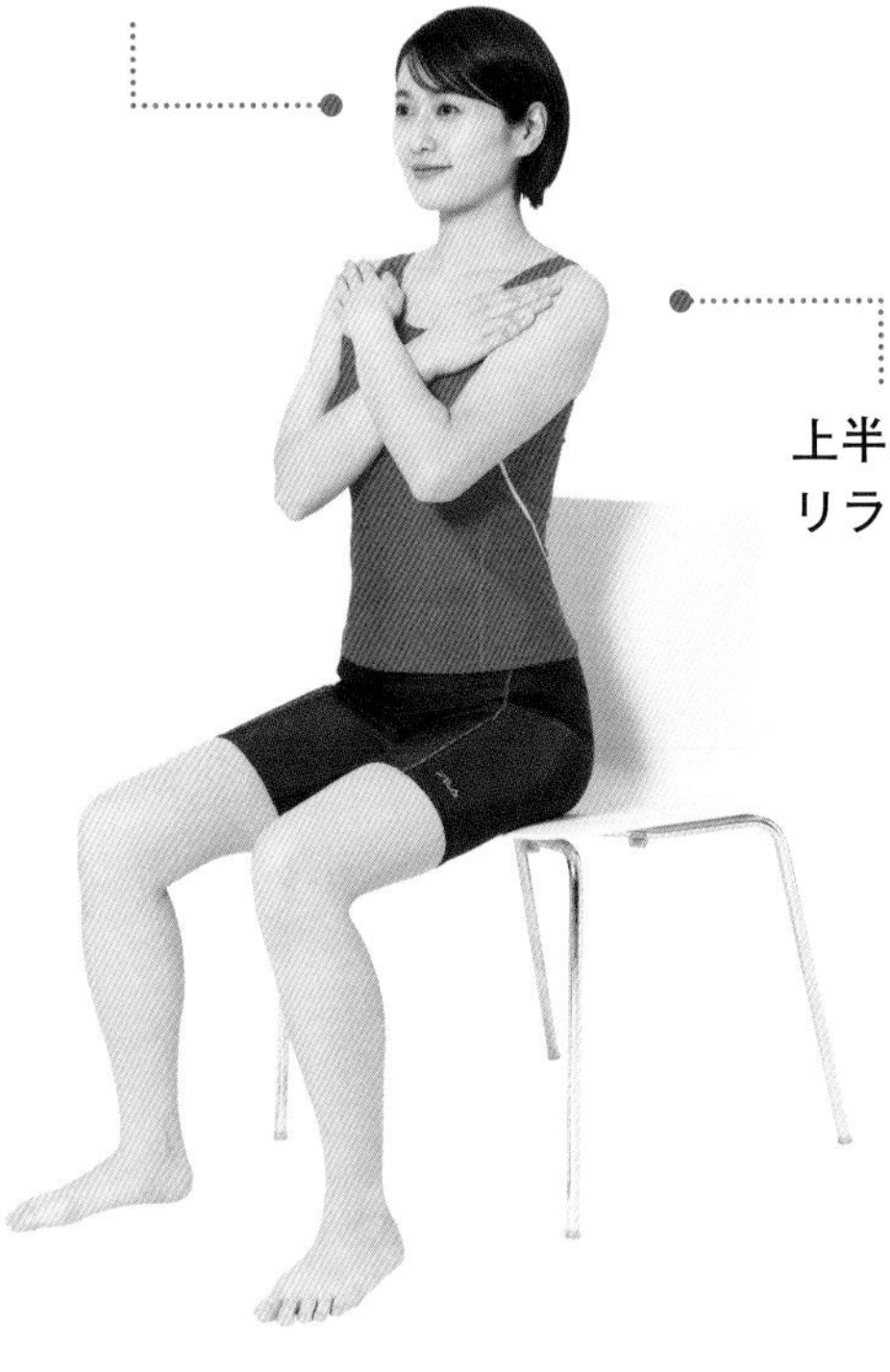

長生きPOINT

ゆっくりした動作が筋肉に効く

筋肉が力を発揮した状態をできるだけ長く維持することで、負荷が小さくても大きな効果が得られる。

2

自然な呼吸のまま、すっと立ち上がる。動作中は背中が丸まらないように。

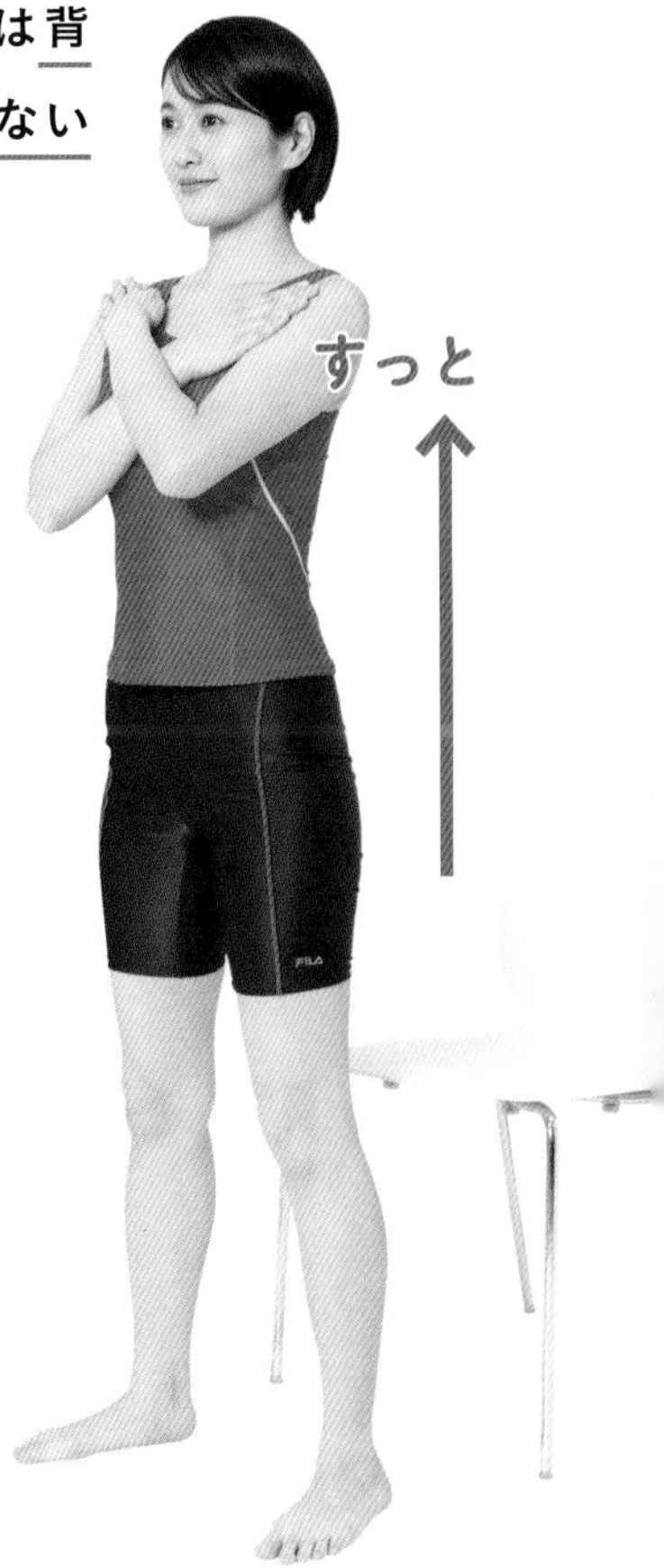

すっと

3

ドスンと腰を下ろさず、3秒くらいかけてゆっくり座る。腰を下ろすときは息をこらえないように。②～③を10～15回繰り返す。

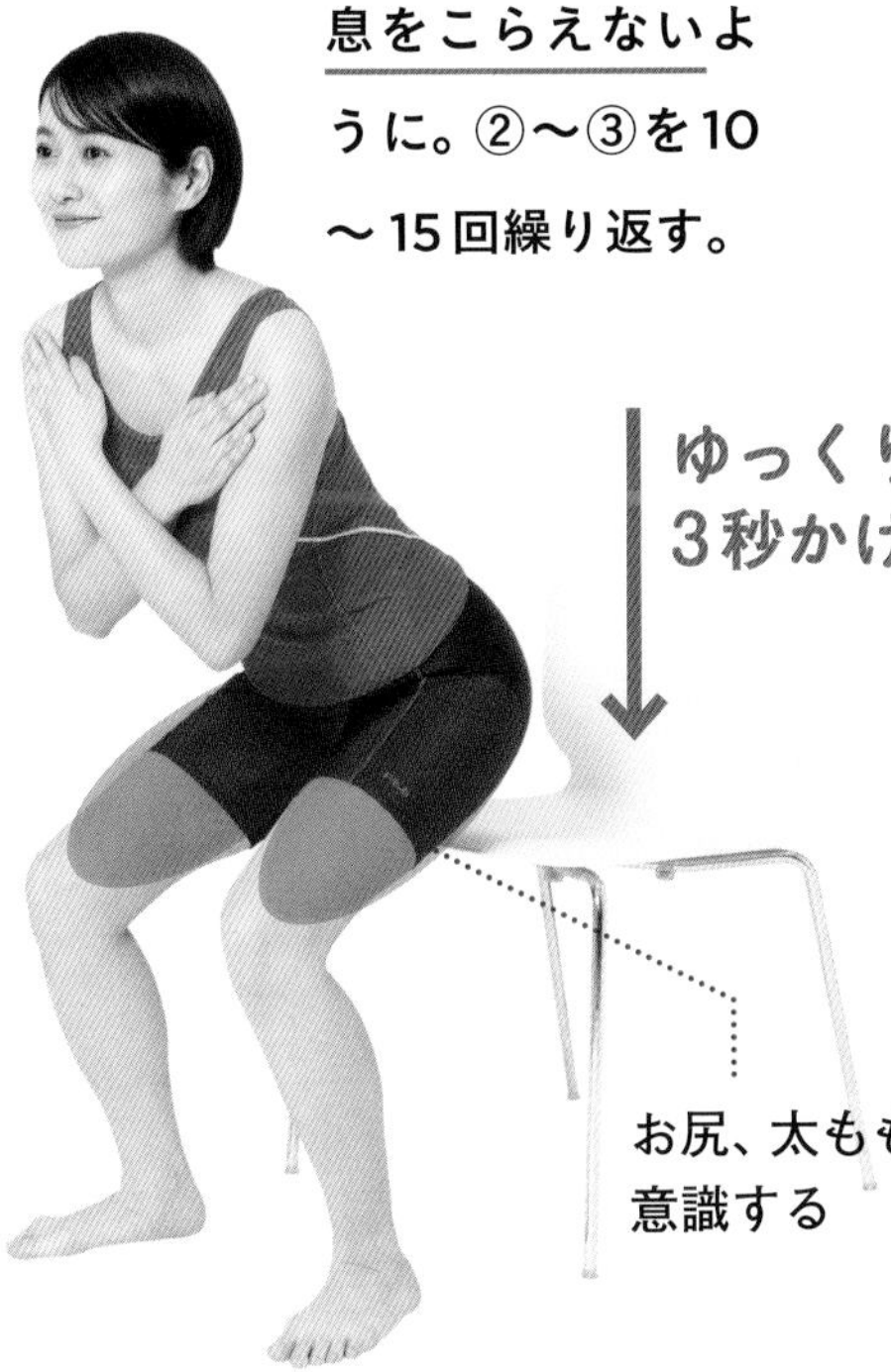

ゆっくり
3秒かけて

お尻、太ももを
意識する

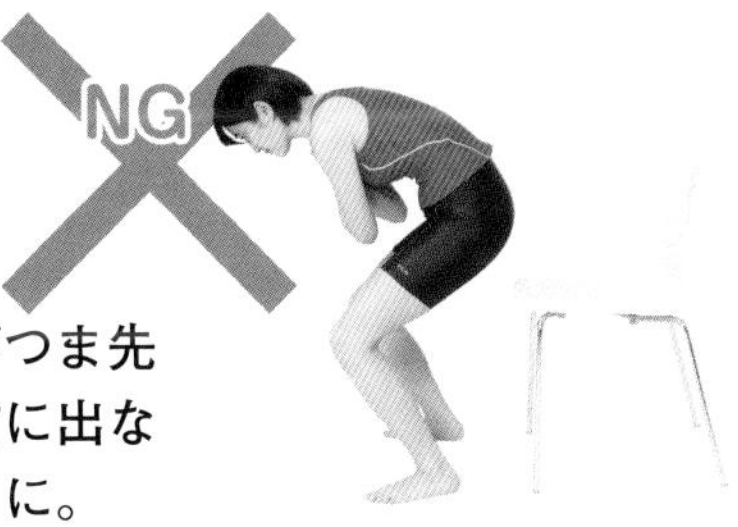

NG

ひざがつま先より前に出ないように。

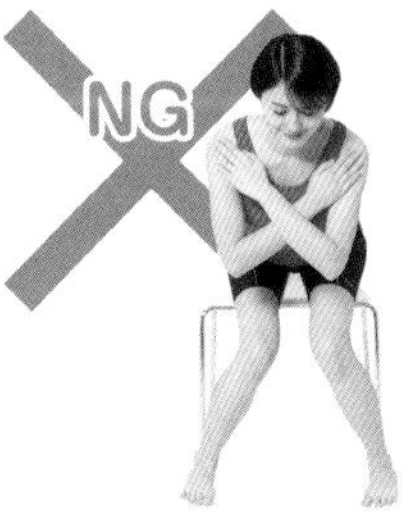

NG

ひざが内側に入らないように。

◯の人

下半身をまるごと鍛える
スクワット

目標

10〜15回
×
2〜3
セット

1

足を肩幅より少し開いて立ち、つま先を30度くらい外に開く。手は胸の前でクロスさせる。

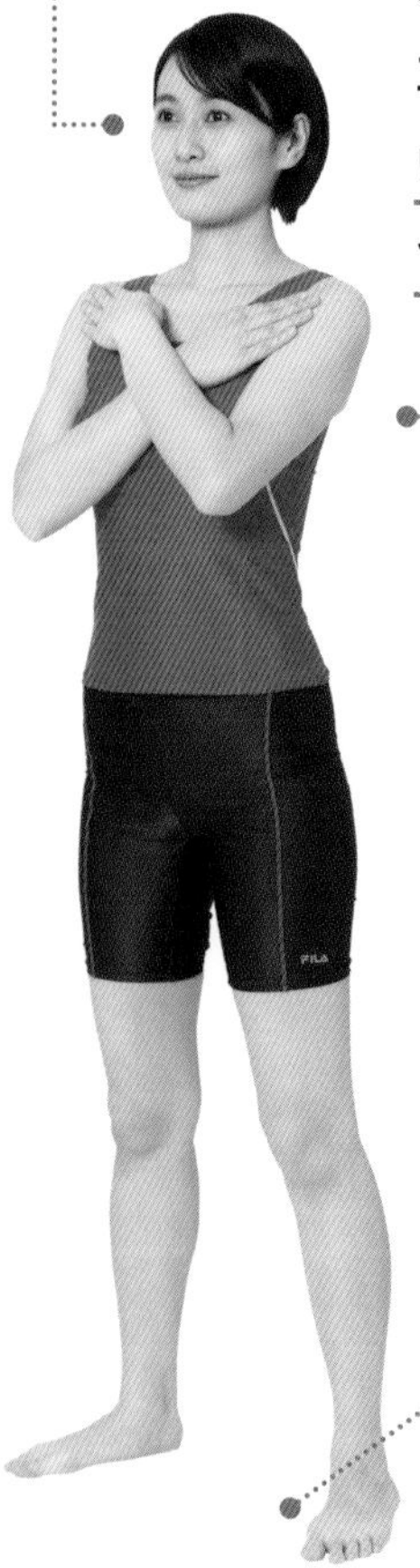
目線は前
上半身は
リラックス
つま先を30度くらい
外側に開く

長生きPOINT

下半身の筋肉、全部に効く
スクワットはお尻、太ももの前側、後ろ側、ふくらはぎなどの下半身の筋肉すべてに効き、強くする。

2

目線を前に向けたまま、後ろのイスに腰かけるようにお尻を突き出しながら、ゆっくり腰を下ろす。

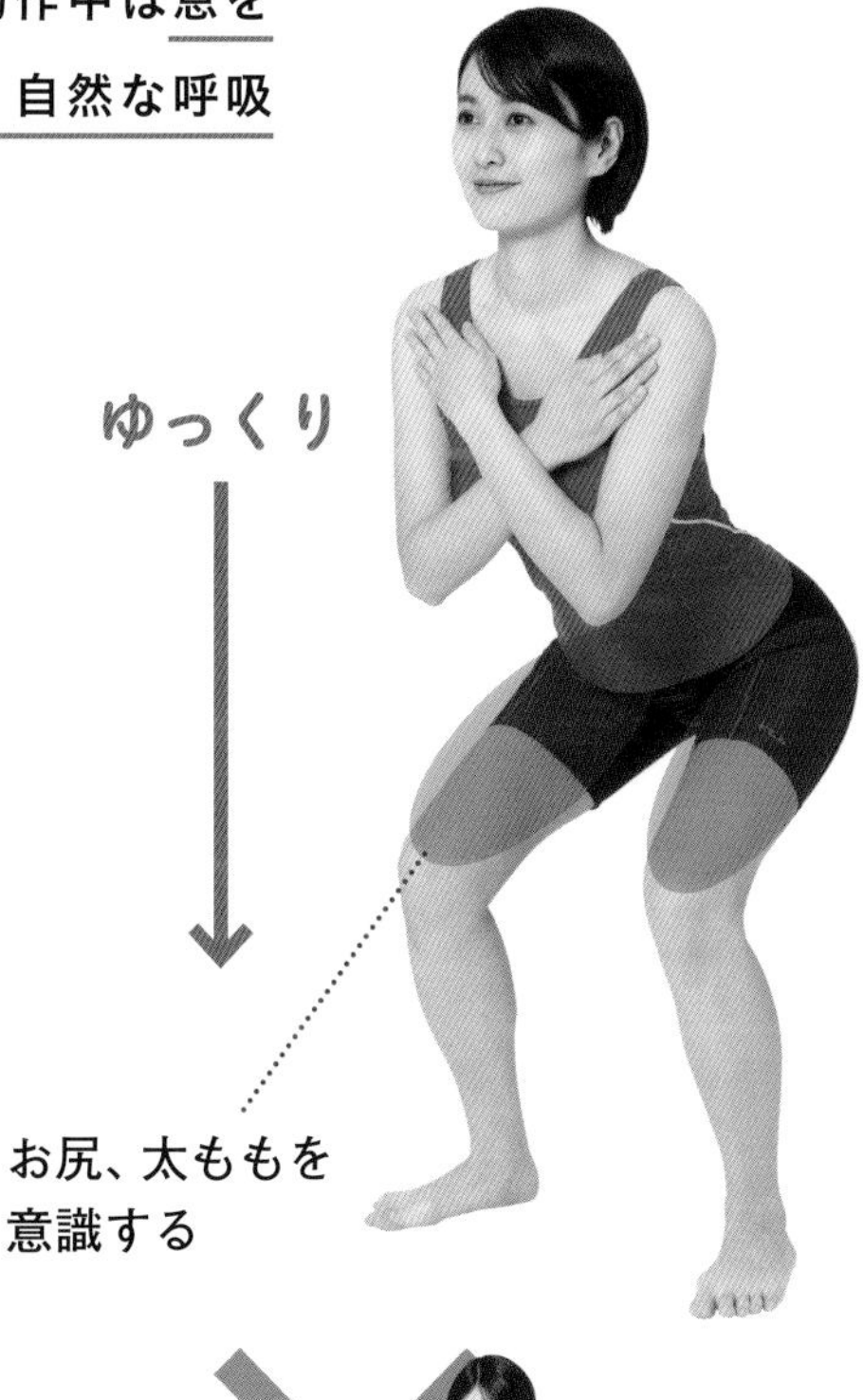

3

ももが床と平行になるくらいまで腰を下ろしたら①の姿勢に戻る。②～③を10～15回繰り返す。動作中は息をこらえず、自然な呼吸で。

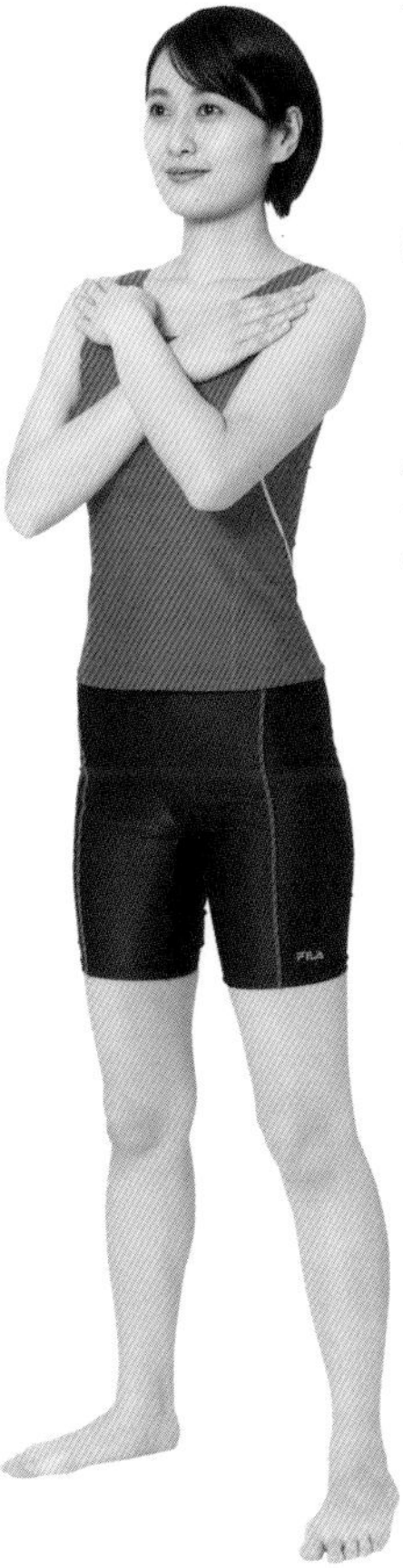

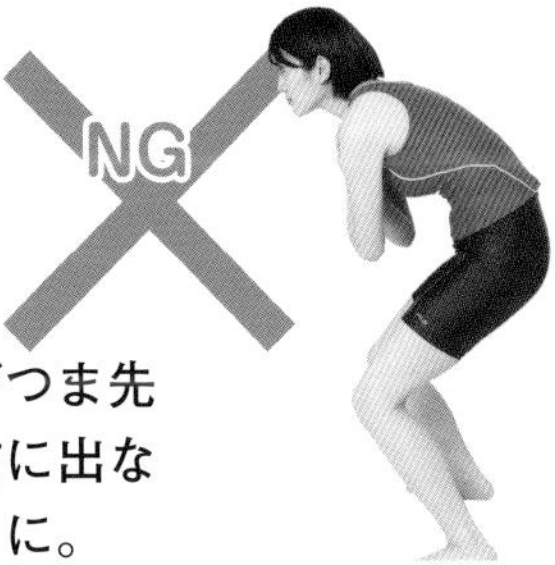

ひざがつま先より前に出ないように。

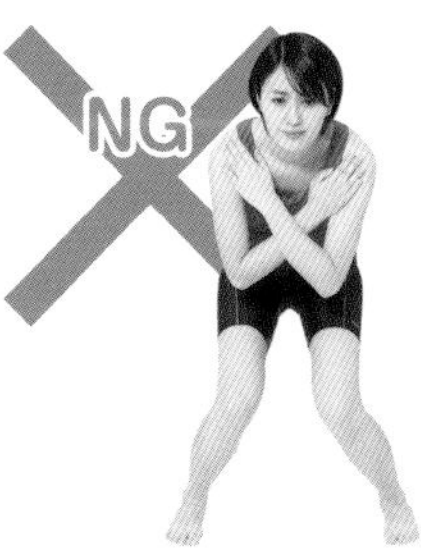

ひざが内側に入らないように。

〇の人

ペットボトルで安全に負荷をかける ゴブレットスクワット

目標
10～15回×2～3セット

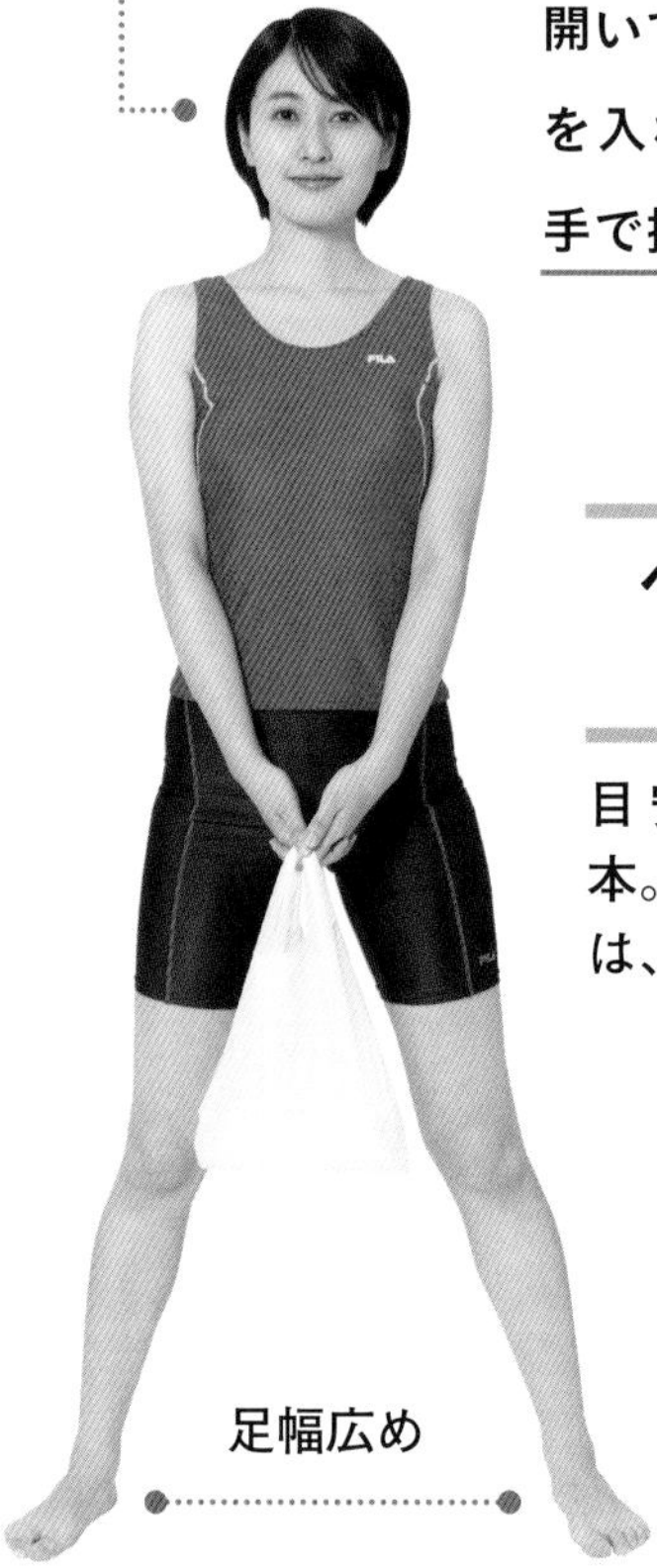

1

足を肩幅より少し広めに開いて立ち、ペットボトルを入れた袋を体の前で両手で持つ。

ペットボトルは何本？

目安は500ml入りを2本。楽に動作できる場合は、本数を増やす。

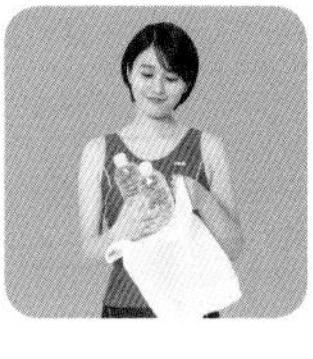

長生きPOINT

「楽である」で回数、セット数を増

回数やセット数を増やす目安は、動作終了時に「楽である」と感じたかどうか。「ややきつい」場合は無理しない。

2

目線を前に向けたまま、後ろのイスに腰かけるようにお尻を突き出しながら、ゆっくり腰を下ろす。

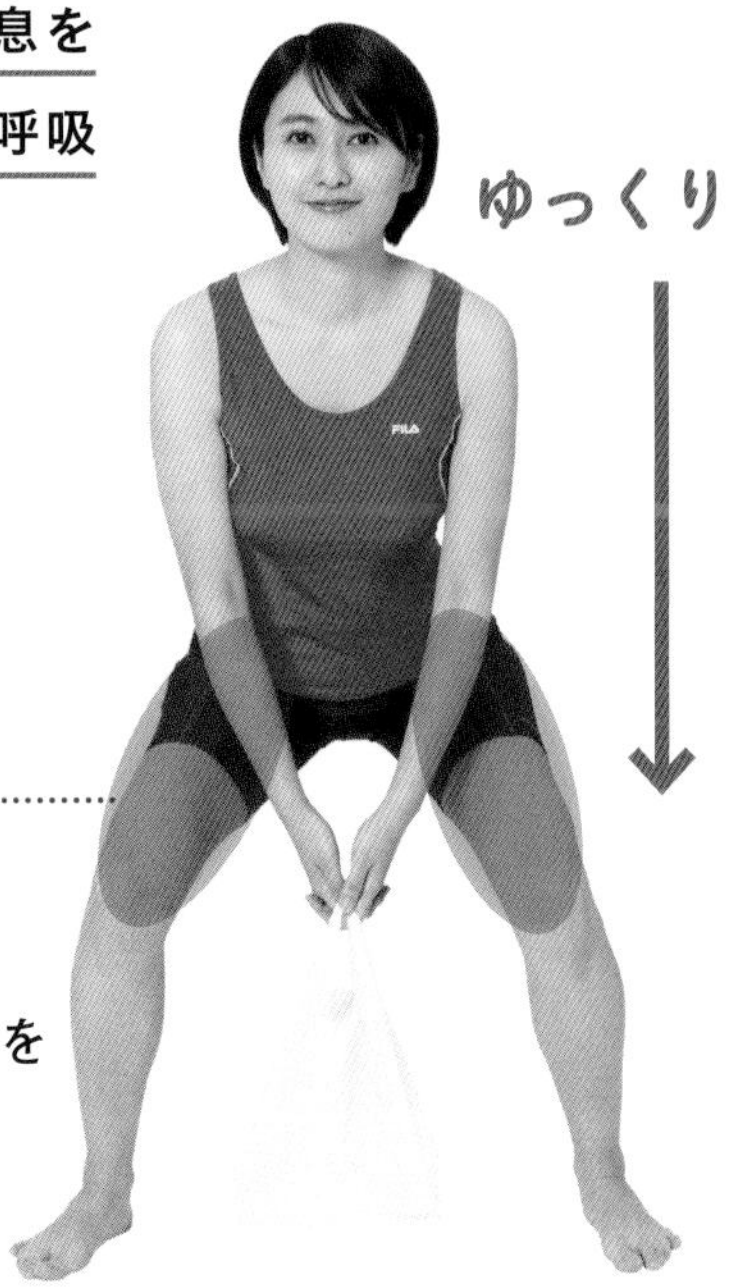

お尻、太ももを意識する

3

ももが床と平行になるくらいまで腰を下ろしたら①の姿勢に戻る。②〜③を10〜15回繰り返す。動作中は息をこらえず、自然な呼吸で。

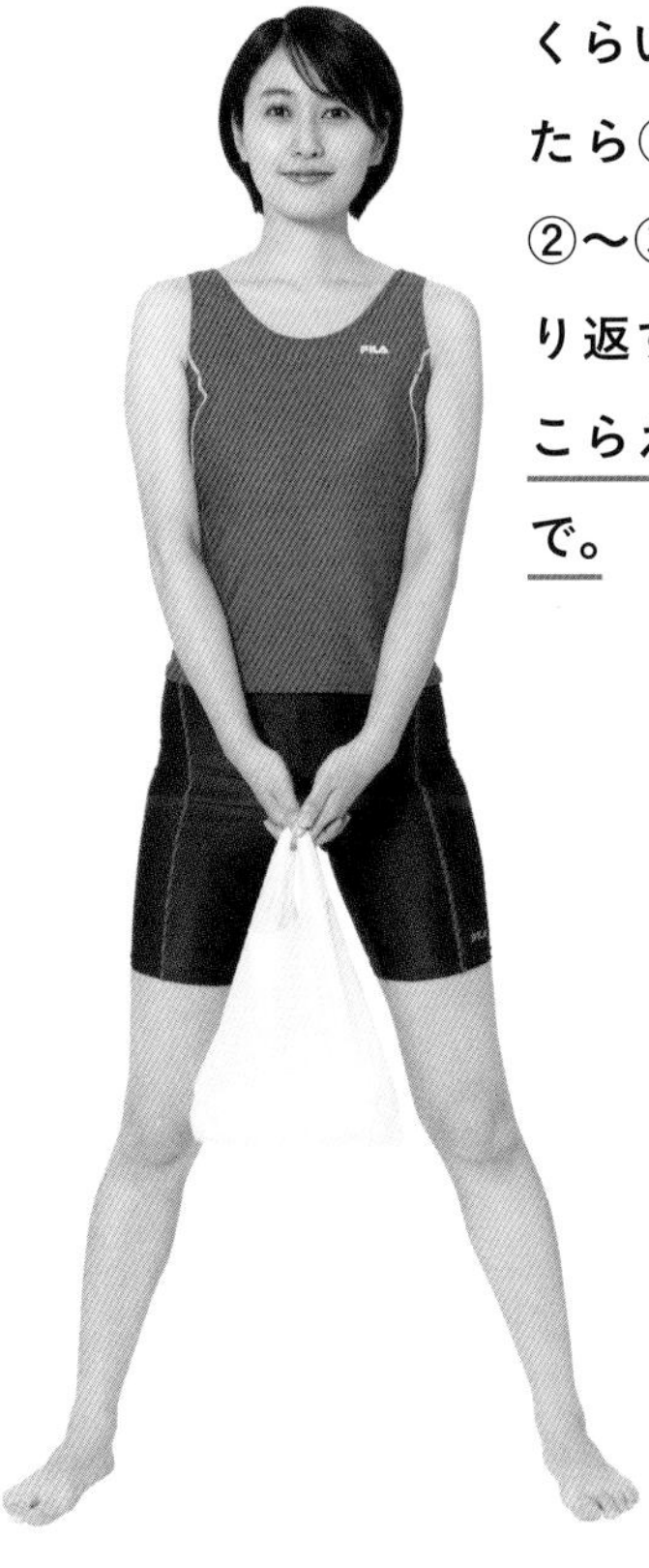

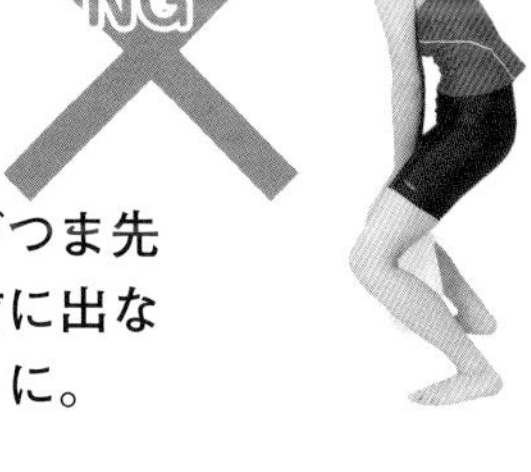

ひざがつま先より前に出ないように。

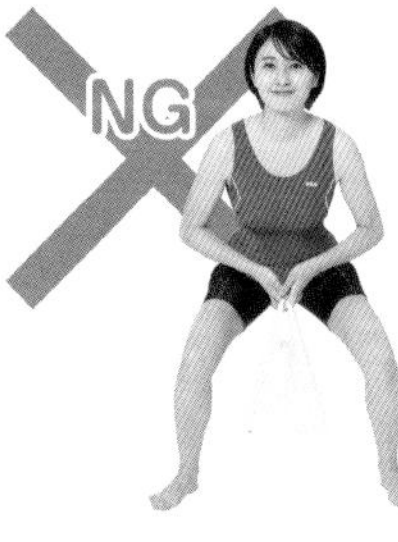

ひじを曲げて袋を持ち上げないように。

●の人

壁さえあればどこでもできる 5秒かかと上げ

1

壁の近くに立ち、壁側の手で壁にふれる。

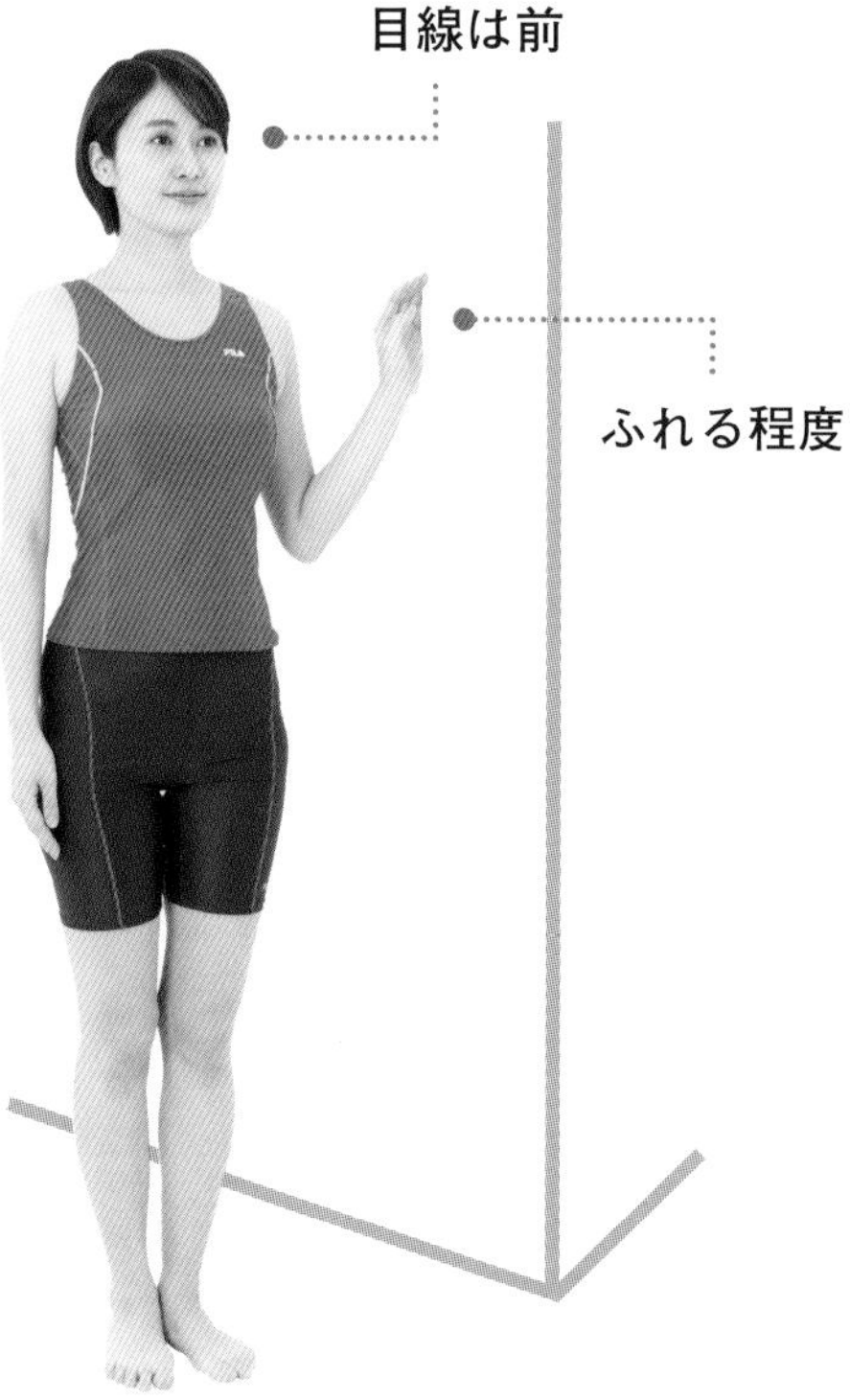

長生きPOINT

バランストレは第一に安全確認から

転倒したときにケガしないように、足元が滑らないか、まわりに物を置いていないか、落ちていないか確認してから始める。

目標

左右5秒×5セット

2

壁と逆側の足を軽く上げ、5秒キープする。

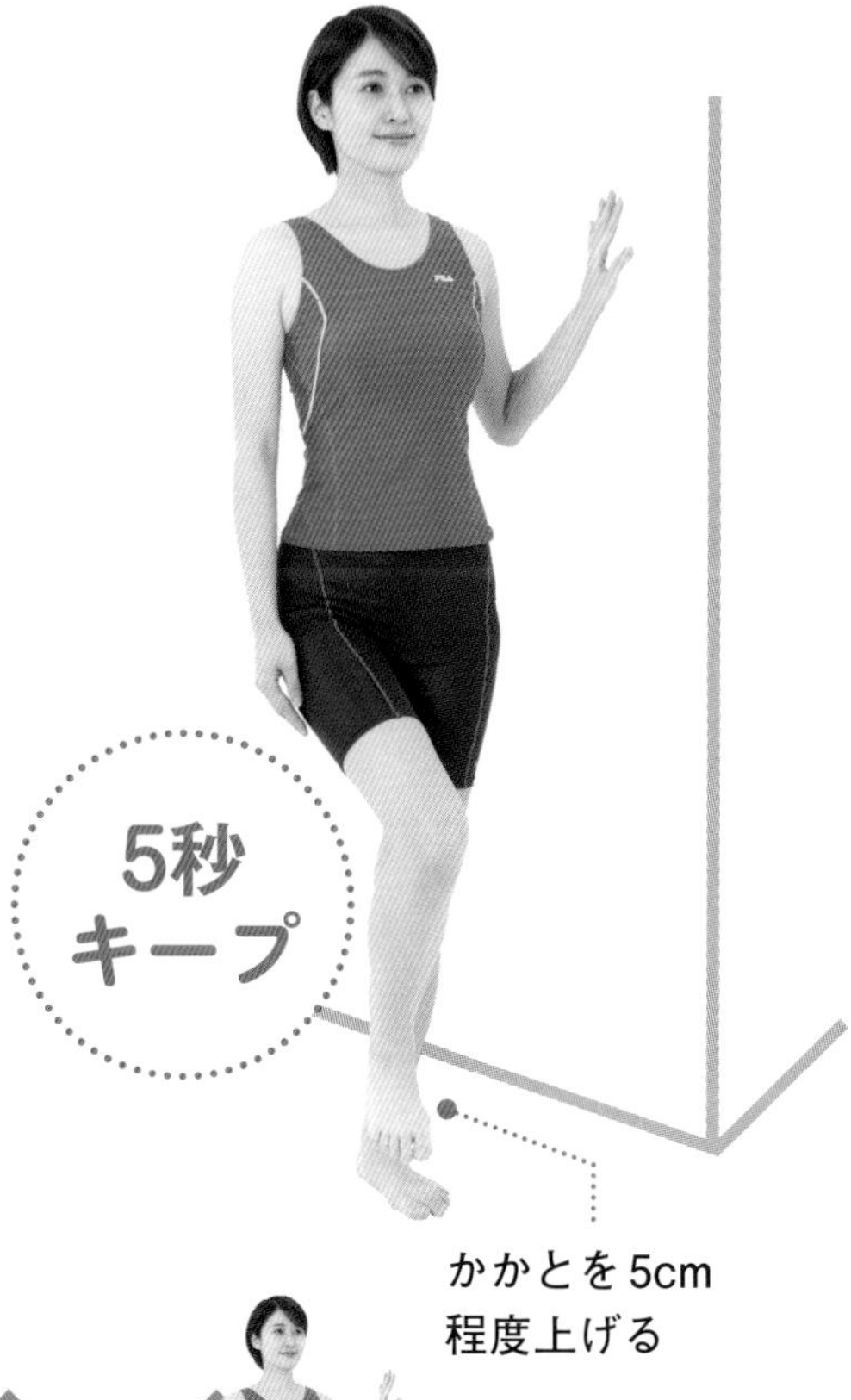

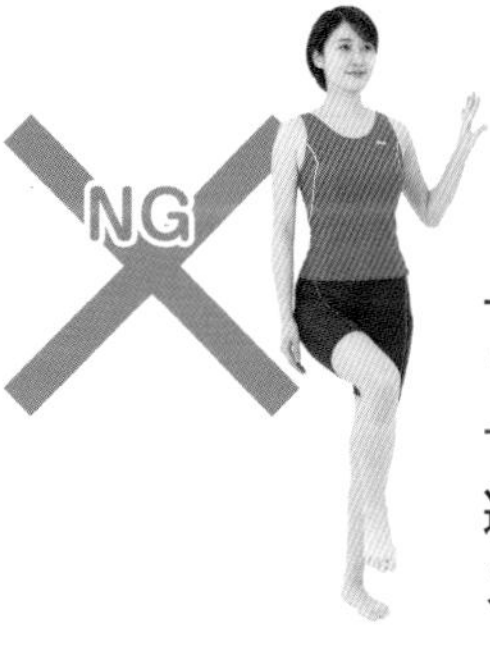

上げる足は床から離れる程度で十分。高く上げ過ぎるとバランスをくずす。

3

足を下ろし、体の向きを変えて、もう片方の足も同じように行う。慣れてきたら壁から手を離して行う。

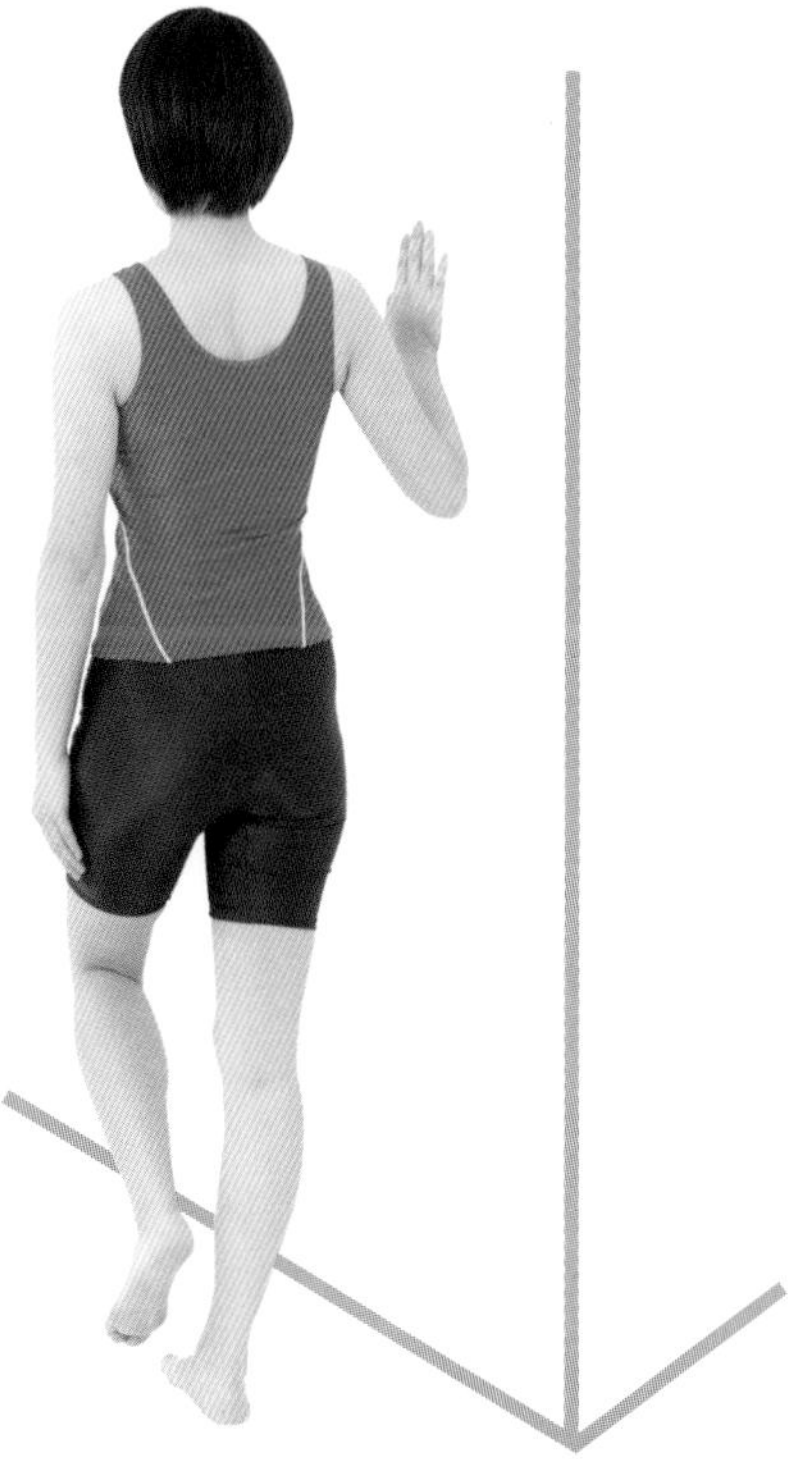

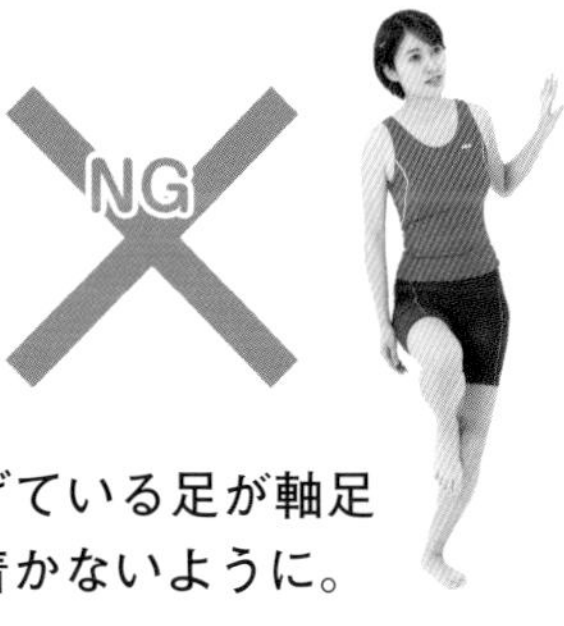

上げている足が軸足に着かないように。

の人

かかととつま先をつけるように歩く
タンデム歩行

目標

左右10歩
×
5セット

1

右足のかかとに、左足のつま先をくっつけて立ち、10秒キープする。

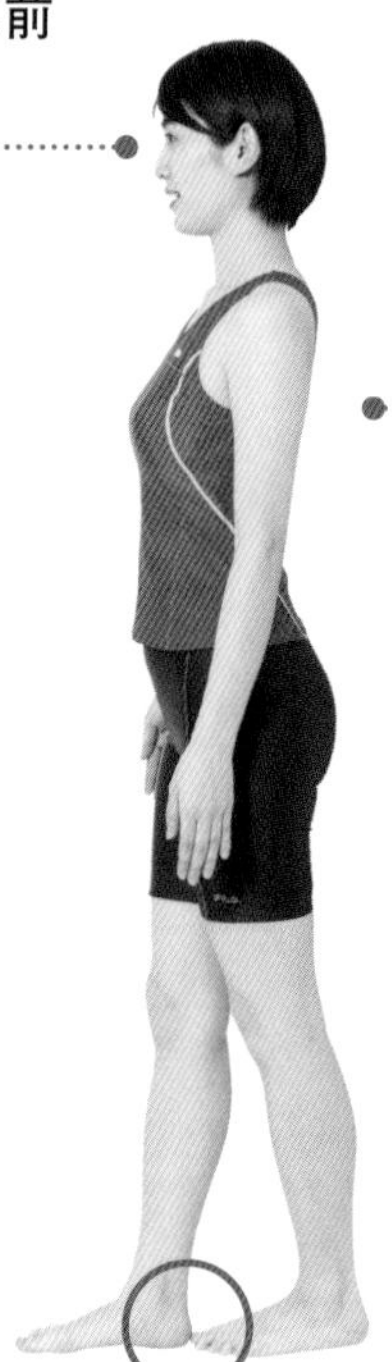
目線は前
10秒キープ
上半身はリラックス
くっつける

長生きPOINT

バランス力低下は腰を傷める原因に

ちょっとフラつくような小さな刺激に対して足関節でバランスをとれなくなると、腰や股関節に負担がかかるようになる。

2

左足を前に出し、かかとを右足のつま先にくっつける。

くっつける

3

今度は右足を前に出し、かかとを左足のつま先にくっつける。10歩歩いたら、①の左右を入れ替えて10秒キープし、同じように10歩歩く。

上体をくずさず
フラついても
がまん
くっつける

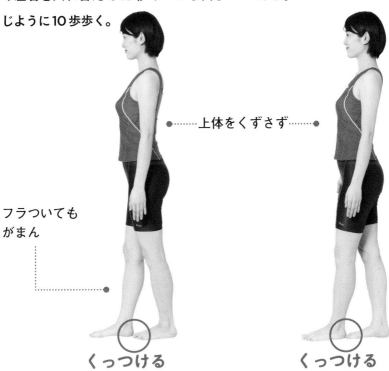

前の足のかかとに、後ろの足のつま先をまっすぐにぴったりつける。ずれるとトレーニング効果が激減する。

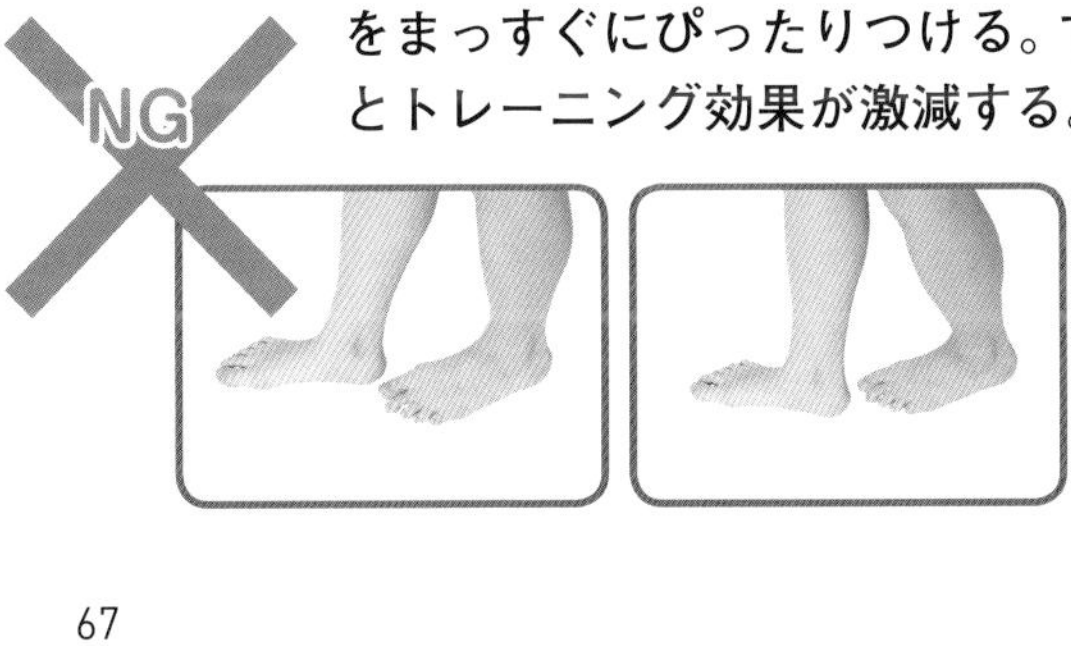

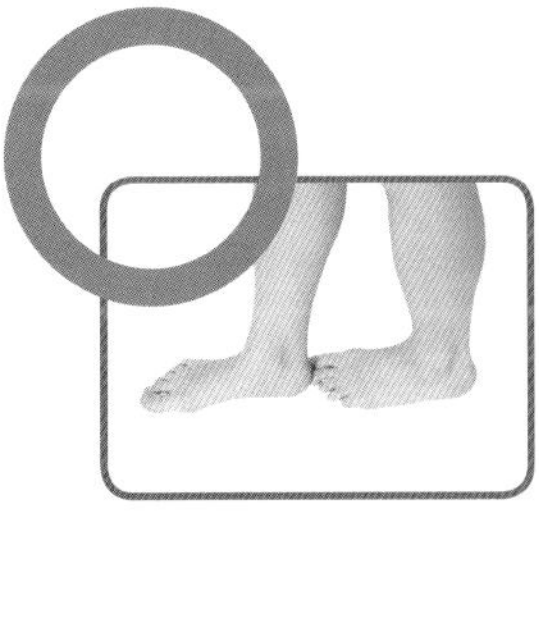

〇の人

体幹の筋肉まで鍛える
5秒T字バランス

目標

左右5秒×5セット

1

左手を腰に当て、両足をそろえて立つ。

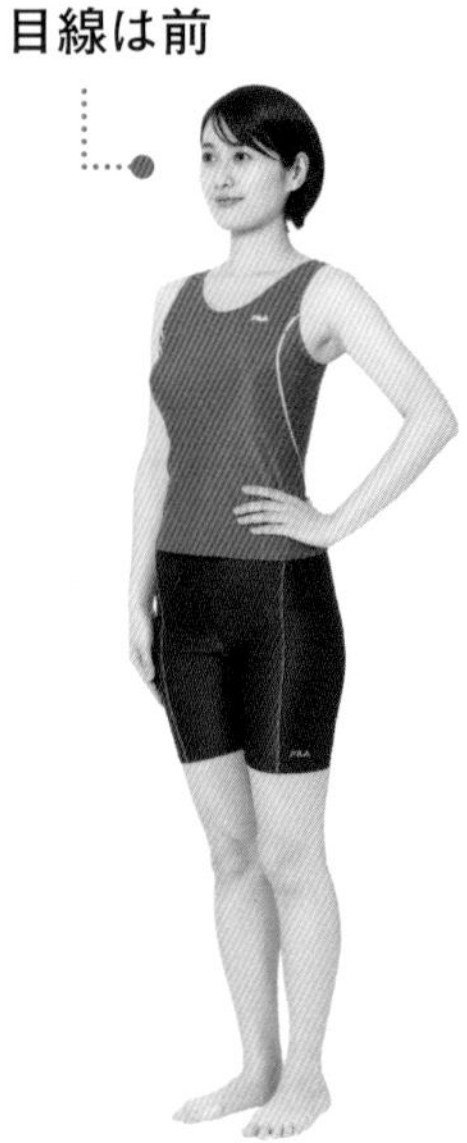

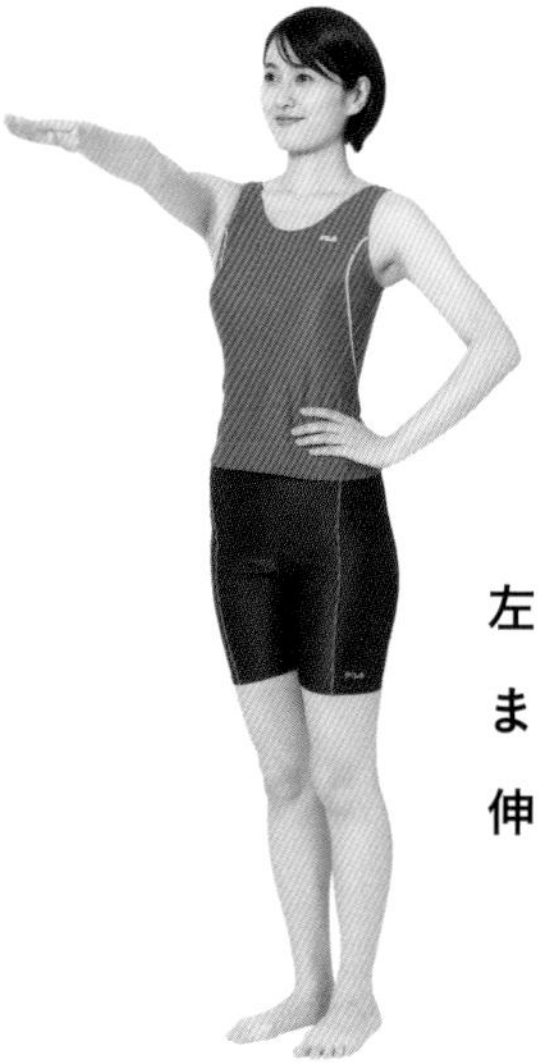

2

左手は腰に当てたまま、右手を前に伸ばす。

長生きPOINT

体幹が衰えるとバランス力も低下

加齢とともにバランス力が衰えるのは、姿勢を維持する背中やお腹などの体幹の筋力の衰えも原因の一つ。

3

左足を後ろに伸ばしながら、右手と左足ができるだけ一直線になるように上体を倒して、5秒キープ。

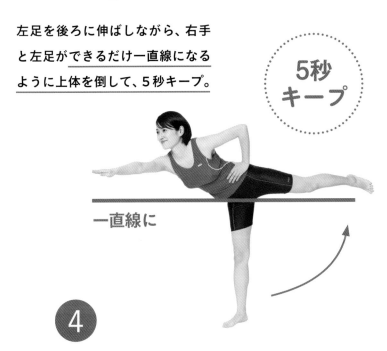

5秒
キープ

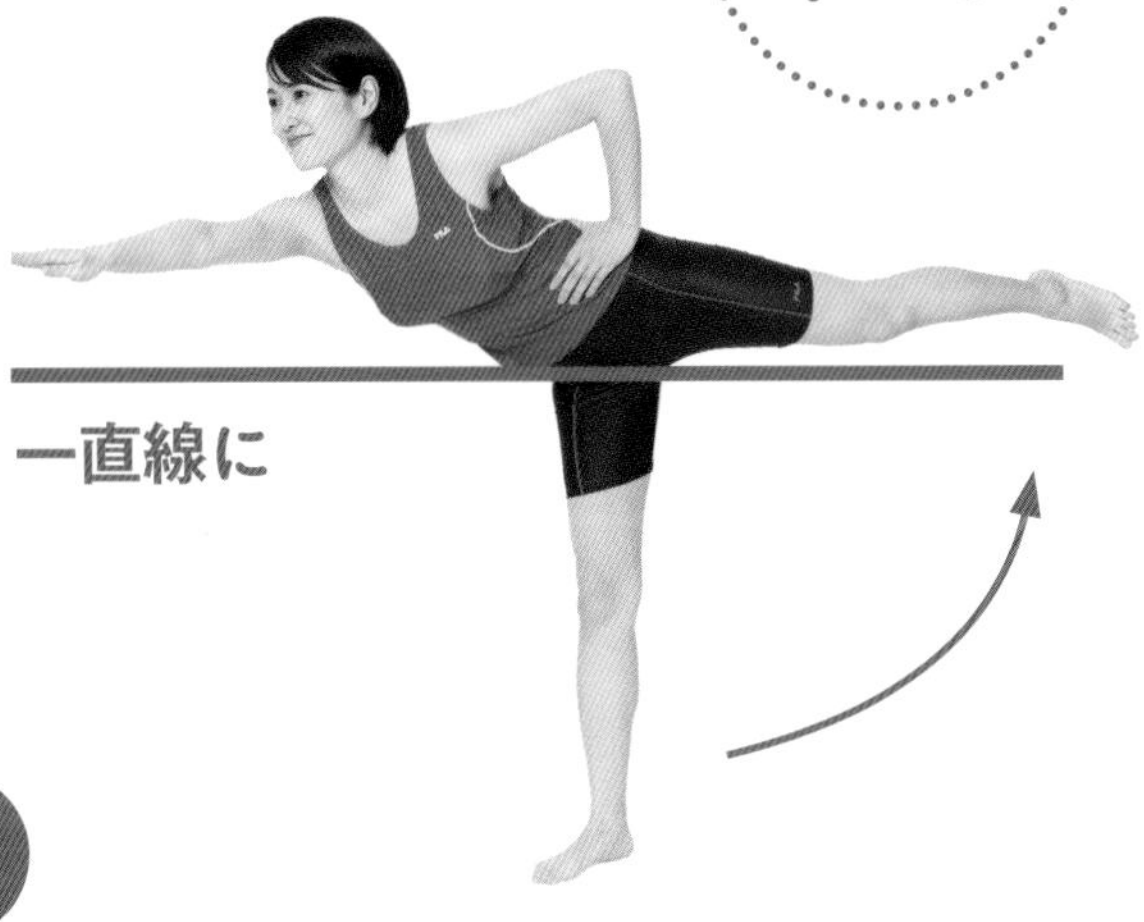

4

左右を入れ替えて同じように行う。

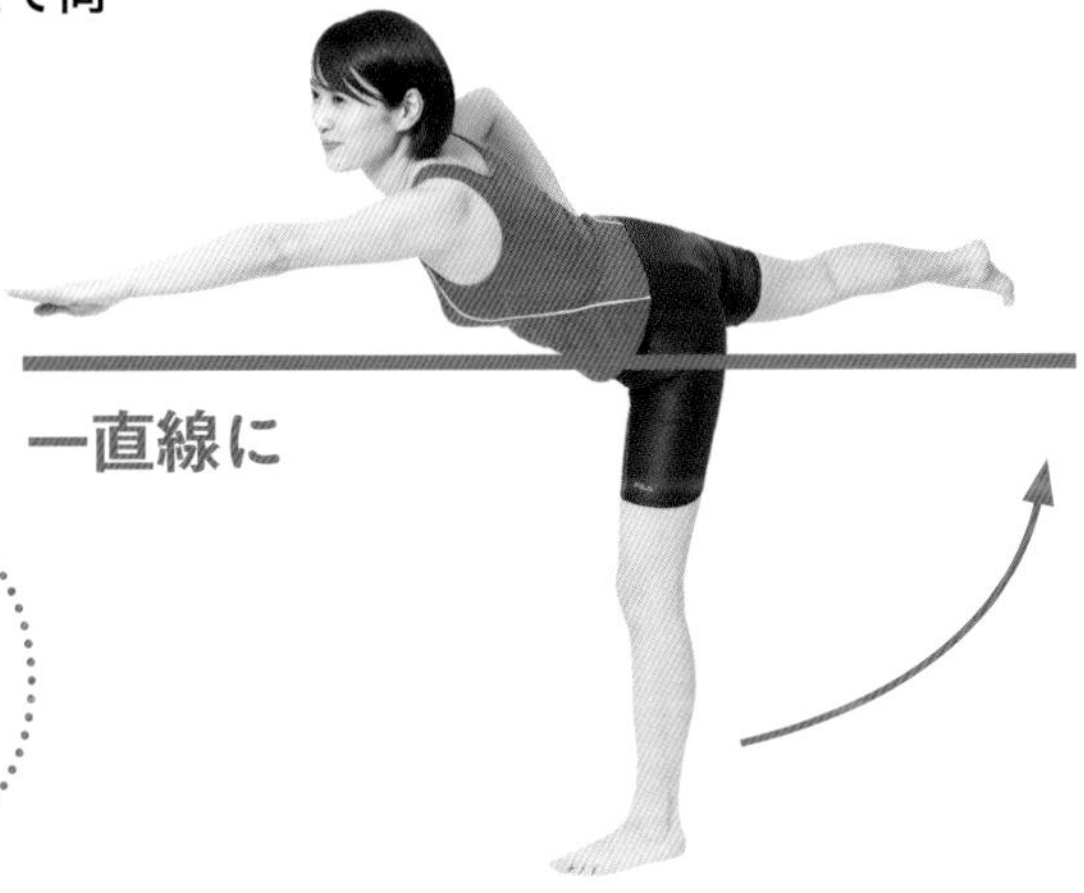

5秒
キープ

●の人

太もも裏からふくらはぎまで
イスに座って裏もも伸ばし

目標

左右 **20** 秒 × **2** セット

1

イスに浅く腰かけ、片方の足を伸ばす。

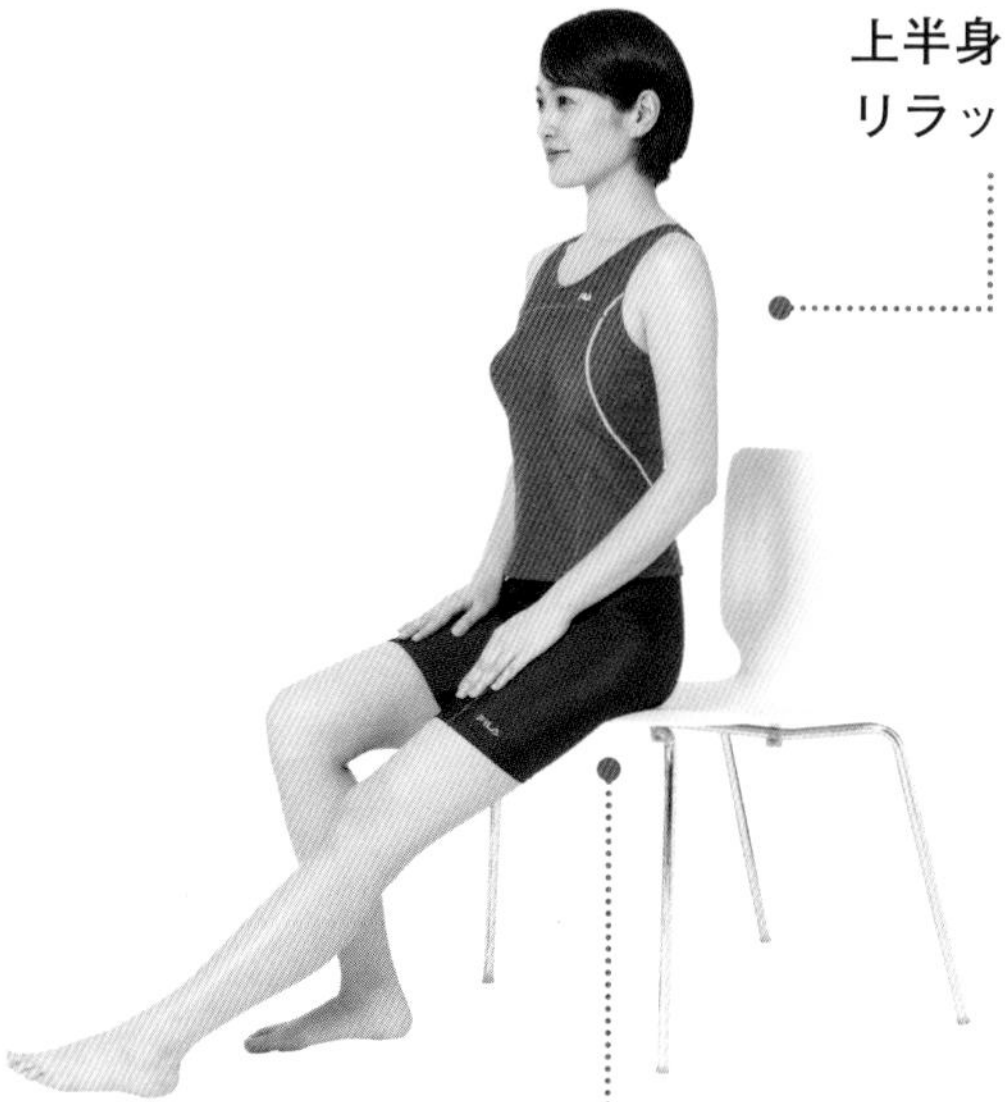

長生きPOINT

座りっぱなし生活は危険

ももの裏側の筋肉が縮んだままになり、やがて伸びづらくなる。

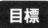

2

伸ばしたほうの足のつま先を立て、反動をつけず上体をゆっくり倒して20秒キープする。

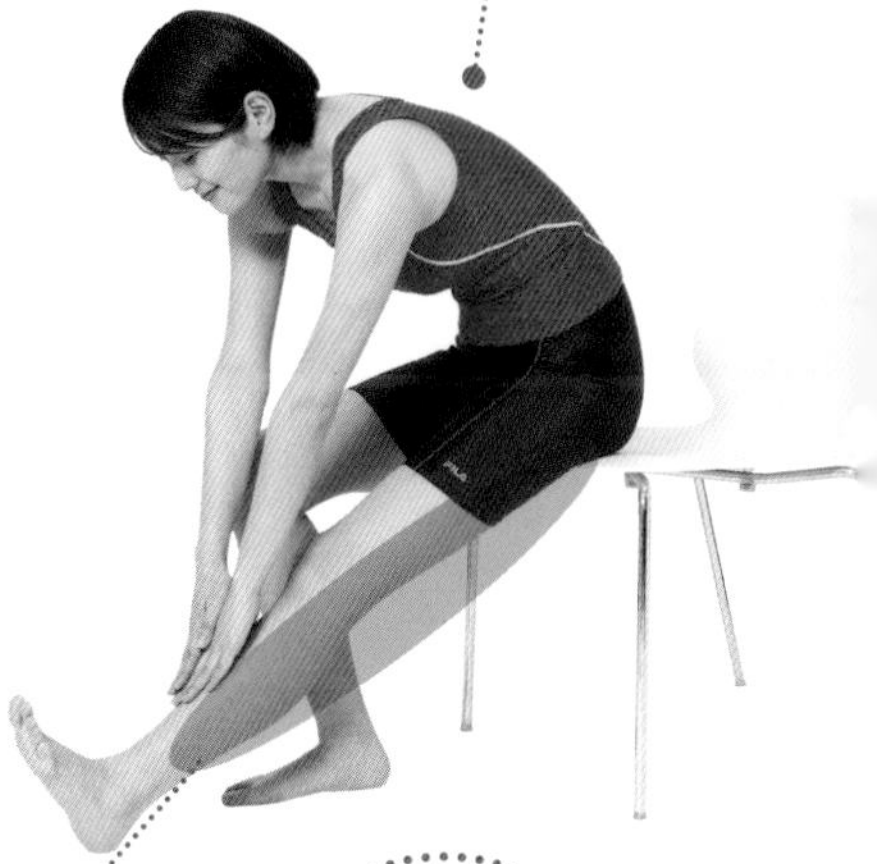

20秒
キープ

3

足を入れ替えて同じように行う。動作中は息をこらえず、自然な呼吸で。

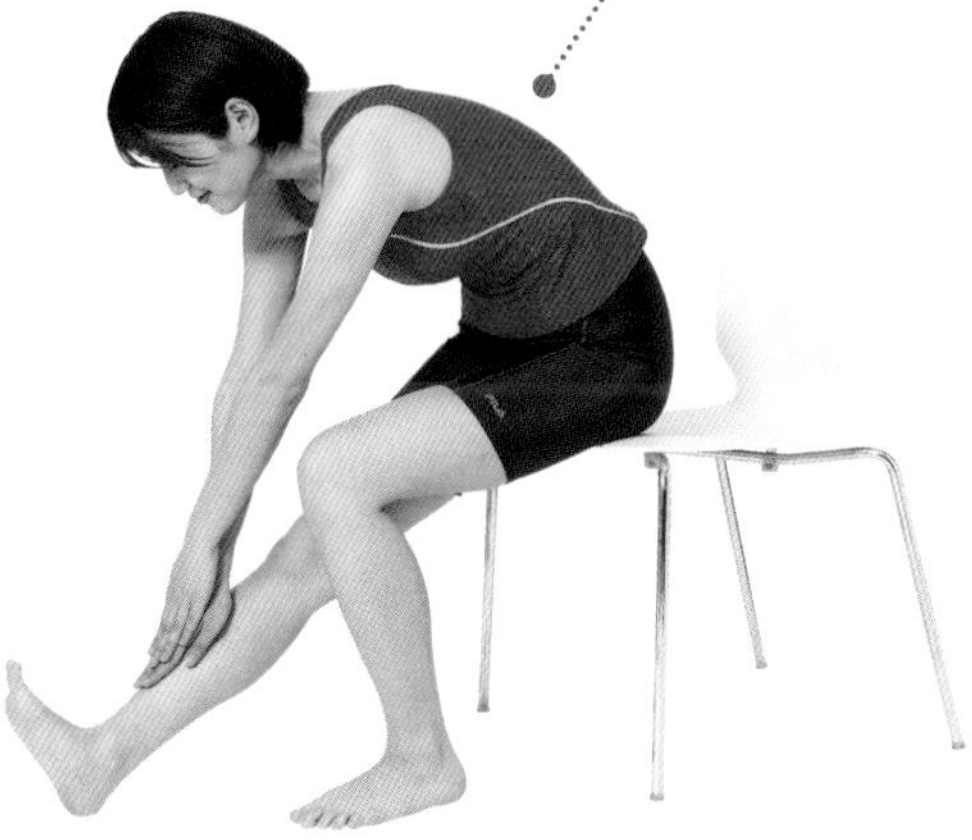

20秒
キープ

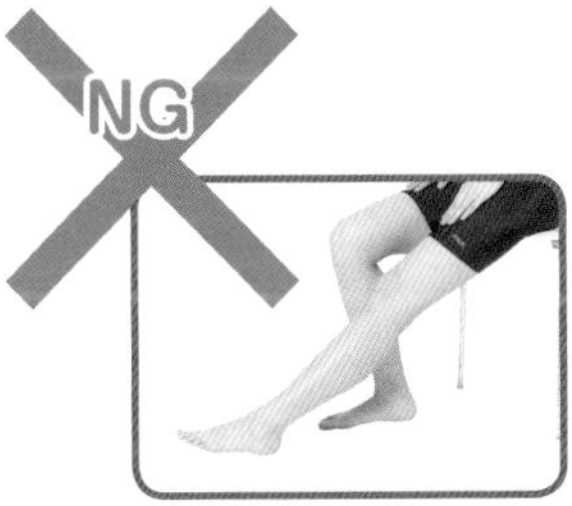

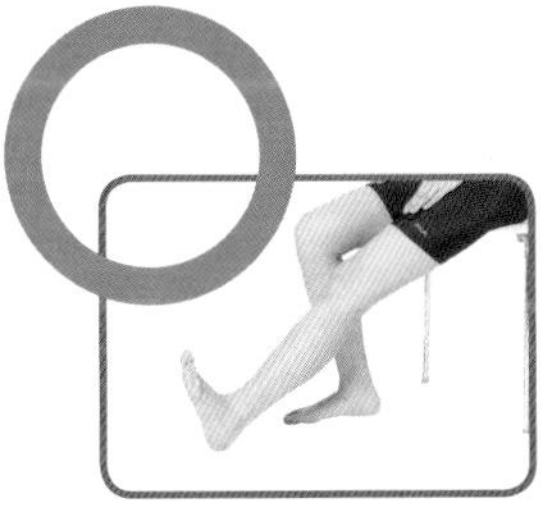

伸ばしたほうの足のつま先を立てることで、太ももの裏側だけでなく、ふくらはぎまでストレッチできる。

●の人

大きな筋肉をじっくりほぐす
イスに座ってお尻伸ばし

目標

左右20秒×2セット

1

イスに座り、片方の足を、もう片方の太ももの上にのせる。

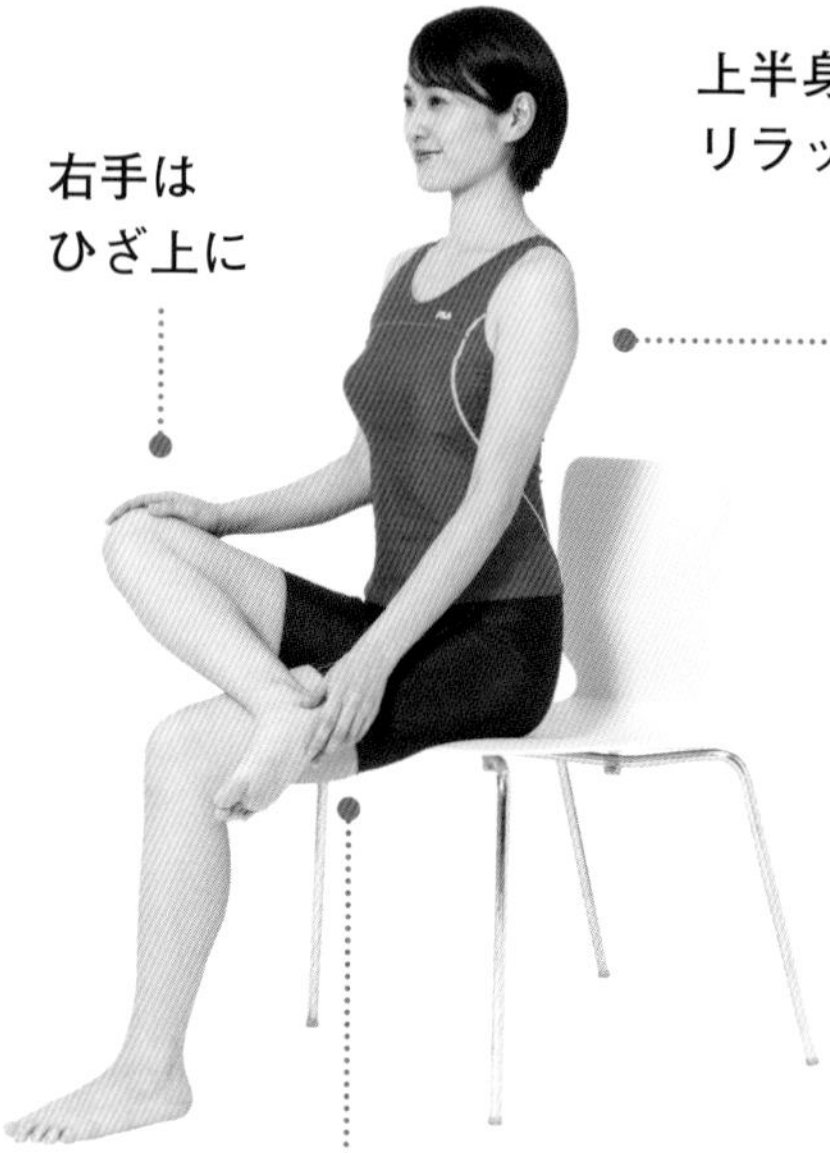

長生きPOINT

お尻は硬くなりがち

常に身体を支えるために働いている身体の裏側の筋肉は硬くなりやすい。

2

背筋を伸ばし、反動をつけず上体をゆっくり倒して20秒キープする。

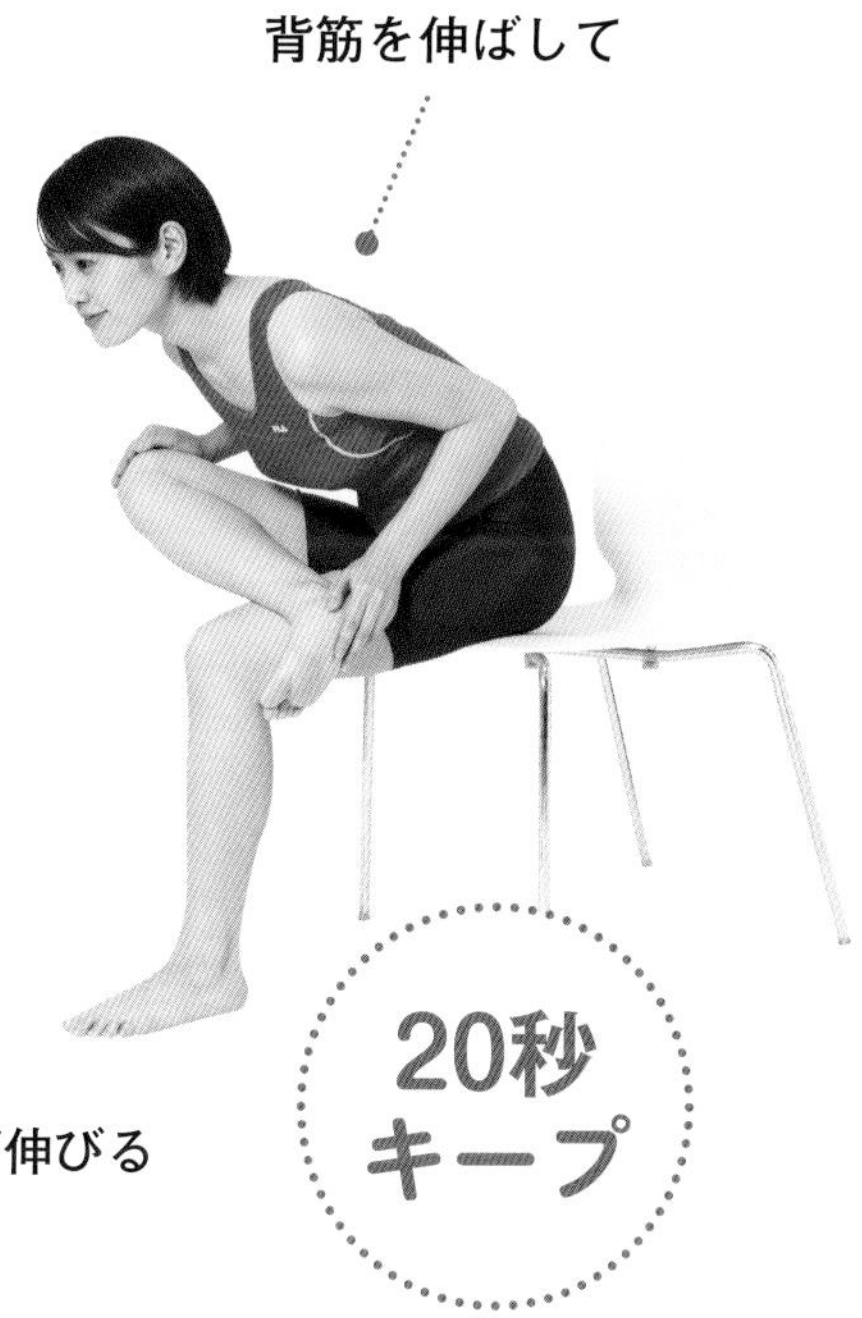

3

足を入れ替えて同じように行う。動作中は息をこらえず、自然な呼吸で。

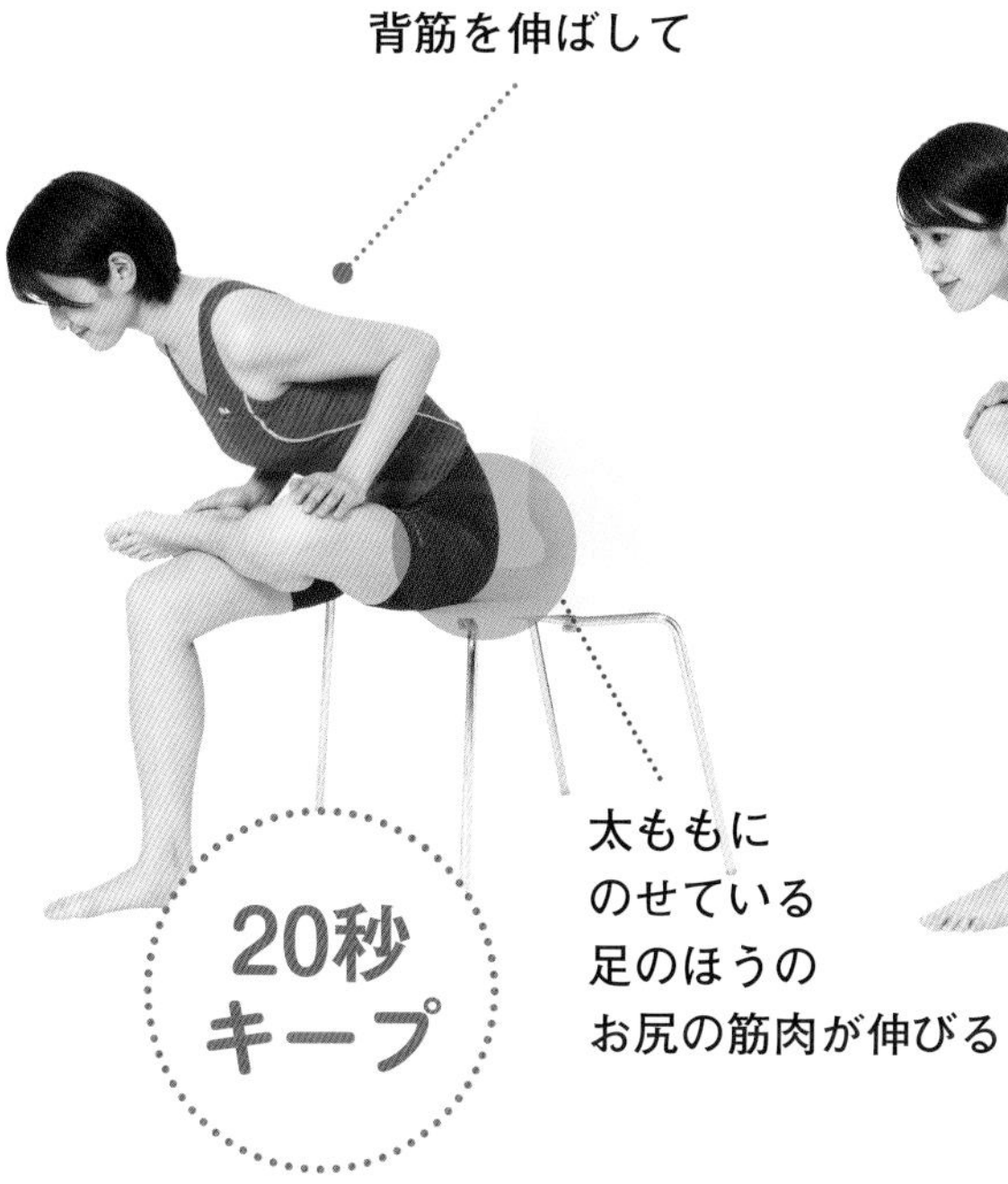

背中を丸めて上体を倒すと、お尻の筋肉を伸ばしづらい。背筋を伸ばし、胸を突き出すように倒す。

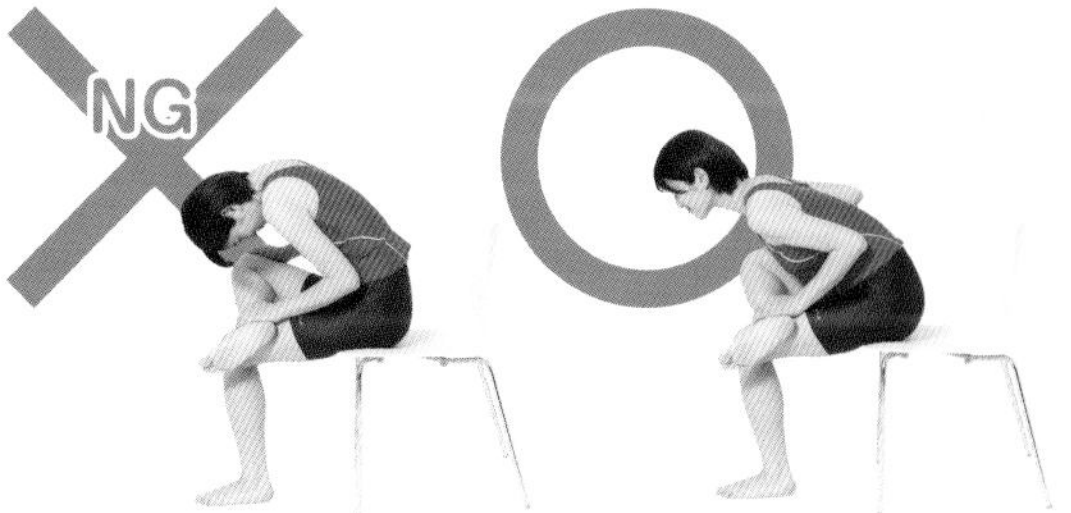

●の人

硬くなりやすい股関節をほぐす
イスに座って内もも伸ばし

目標
20秒×2セット

1

イスに浅く座り、足を横に開く。手は内もものひざ近くに置く。

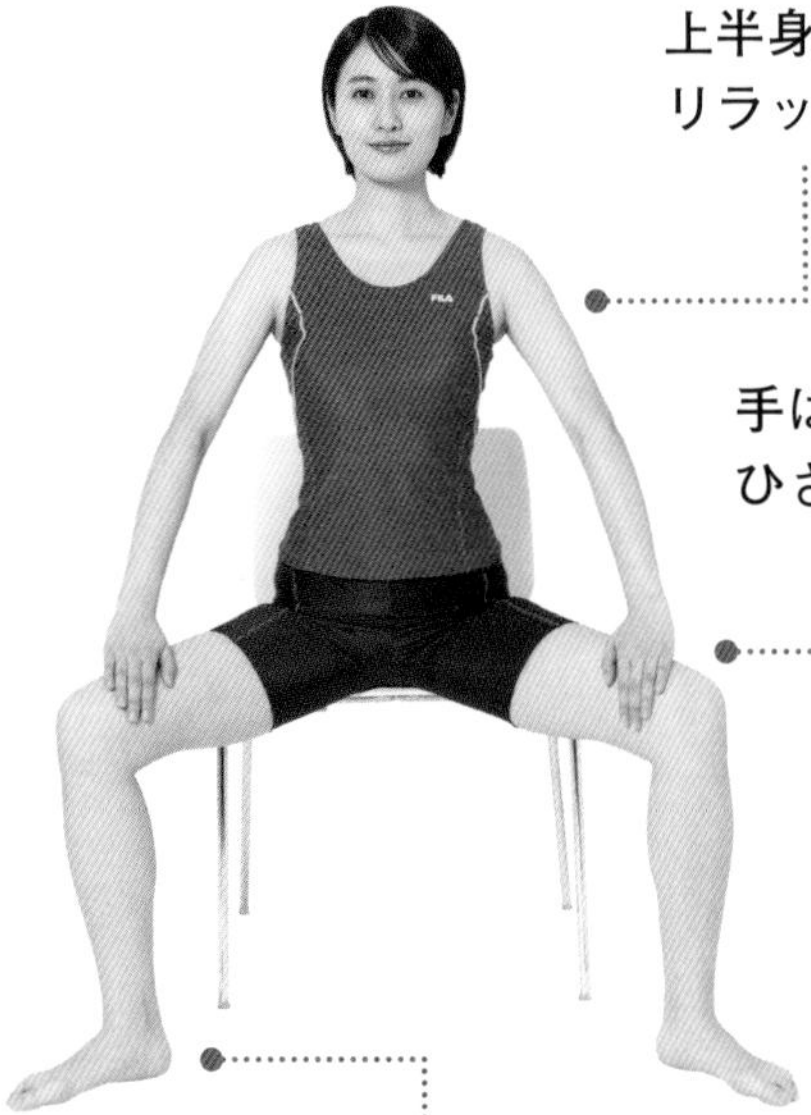

上半身はリラックス

手は内もものひざ近くに

つま先は外側に向ける

長生きPOINT

硬い股関節は危ない
歩幅が狭くなり、足が上がらなくなって、転倒リスクが高くなる。

2

手でひざを外側に押しながら、背筋を伸ばしたまま、反動をつけず上体をゆっくり倒して20秒キープする。

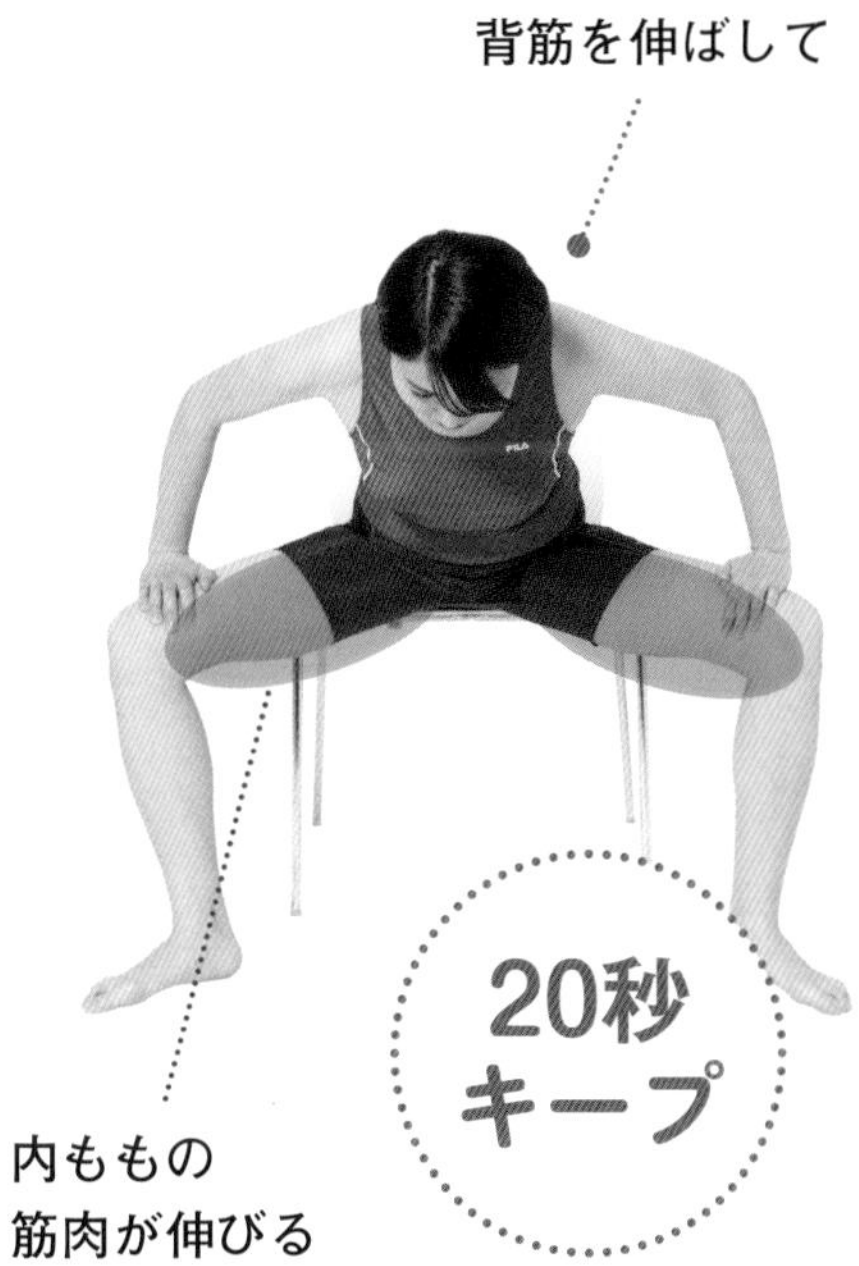

3

20秒キープしたら、①の姿勢に戻る。動作中は息をこらえず、自然な呼吸で。

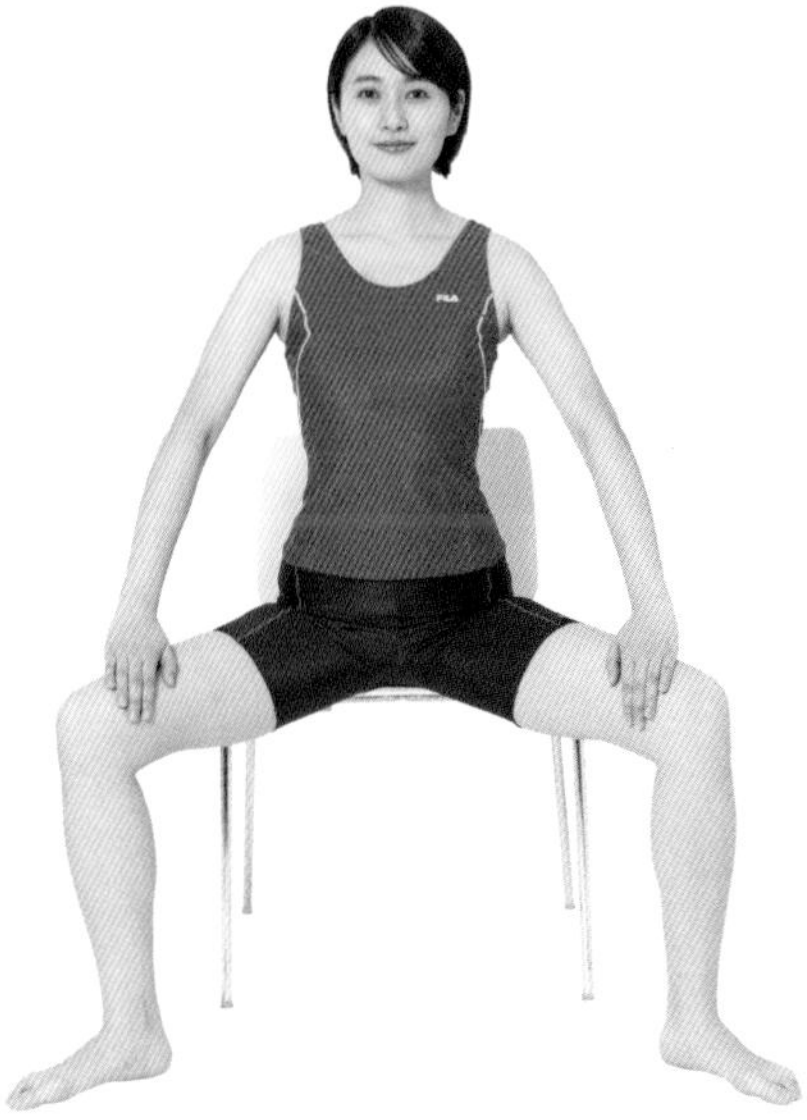

背中を丸めて上体を倒すと、内ももの筋肉を伸ばしづらい。背筋を伸ばし、胸を突き出すように倒す。

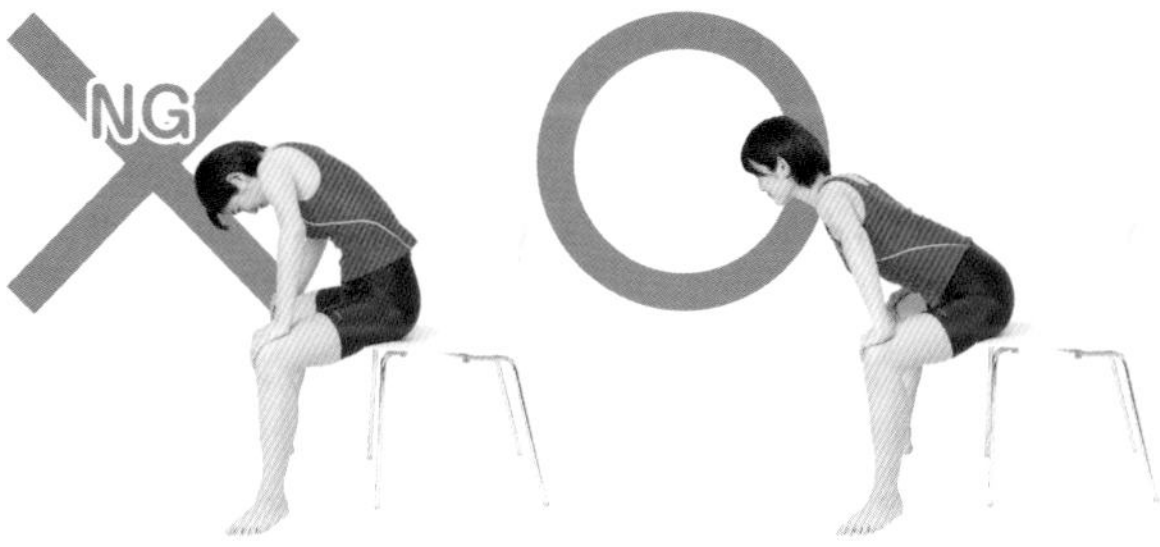

柔軟力

の人

太もも裏からふくらはぎまで

床に座って裏もも伸ばし

1

床に座り、片方の足を伸ばしてつま先を立て、もう片方の足は内側に曲げる。

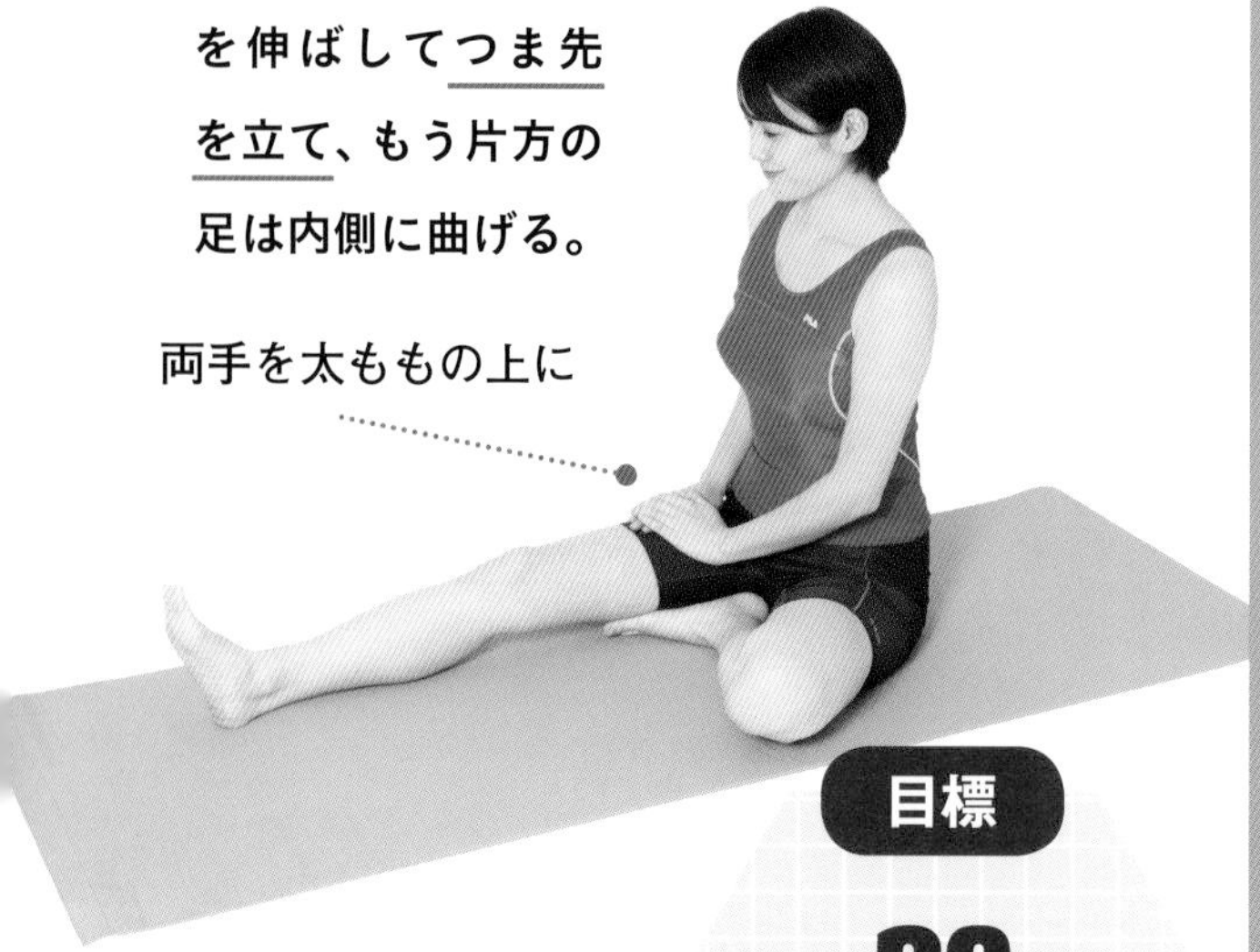

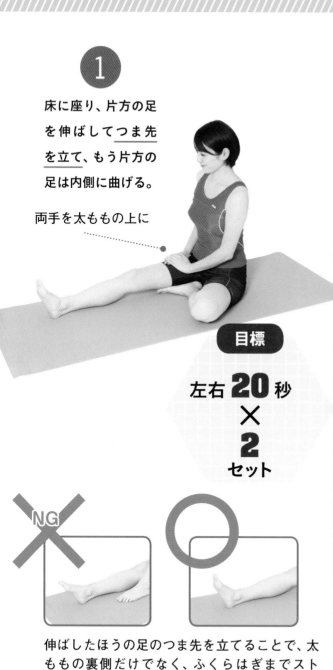

目標

左右 **20** 秒 × **2** セット

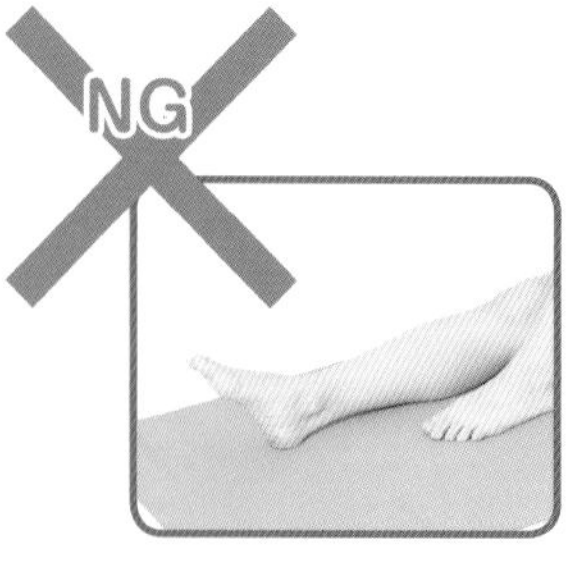

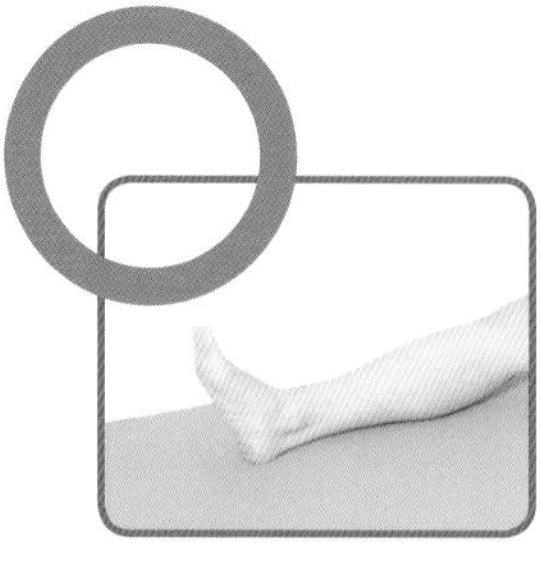

伸ばしたほうの足のつま先を立てることで、太ももの裏側だけでなく、ふくらはぎまでストレッチできる。

2

伸ばしている足先に向けて、反動をつけず上体をゆっくり倒して20秒キープする。

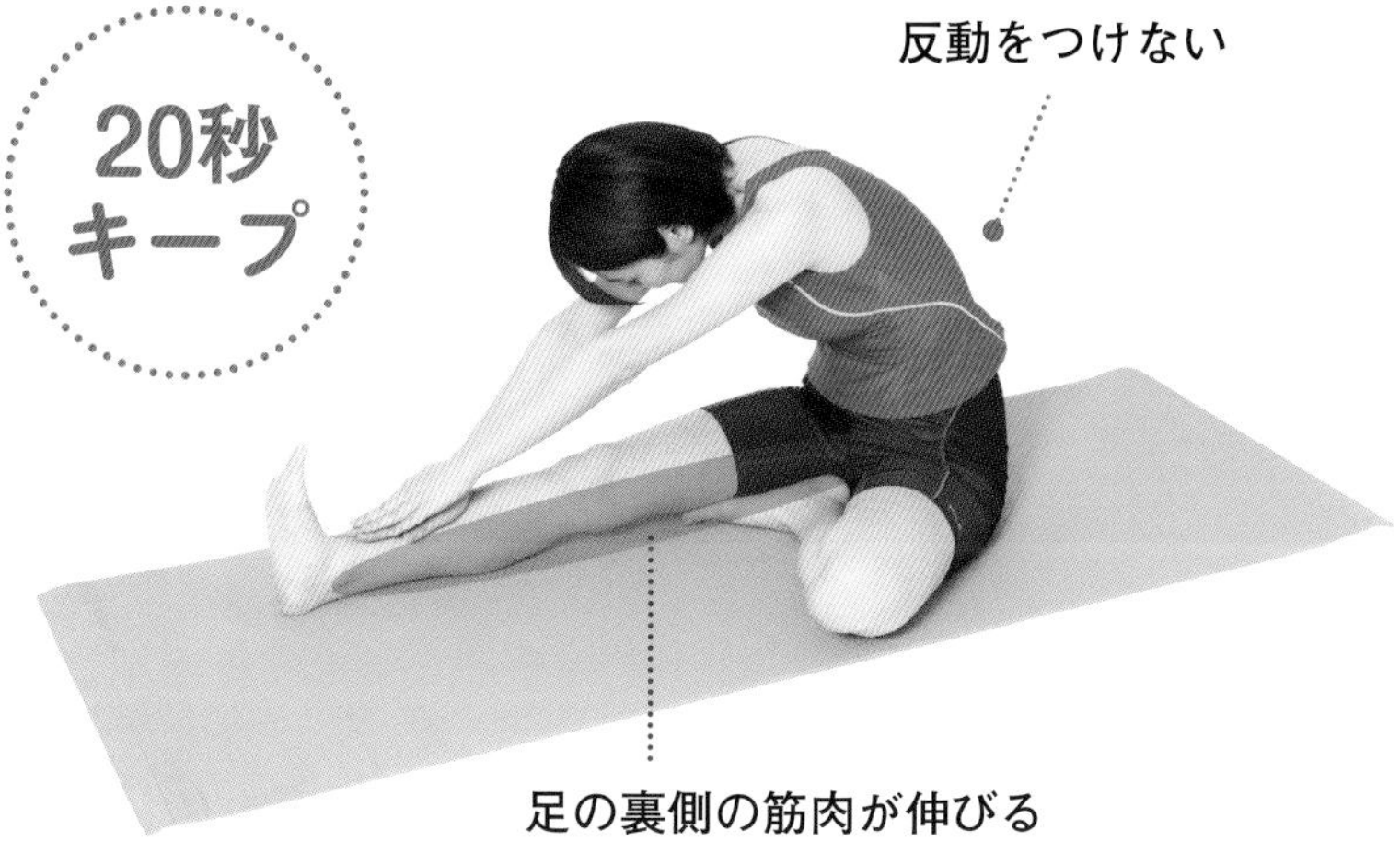

3

足を入れ替えて同じように行う。動作中は息をこらえず、自然な呼吸で。

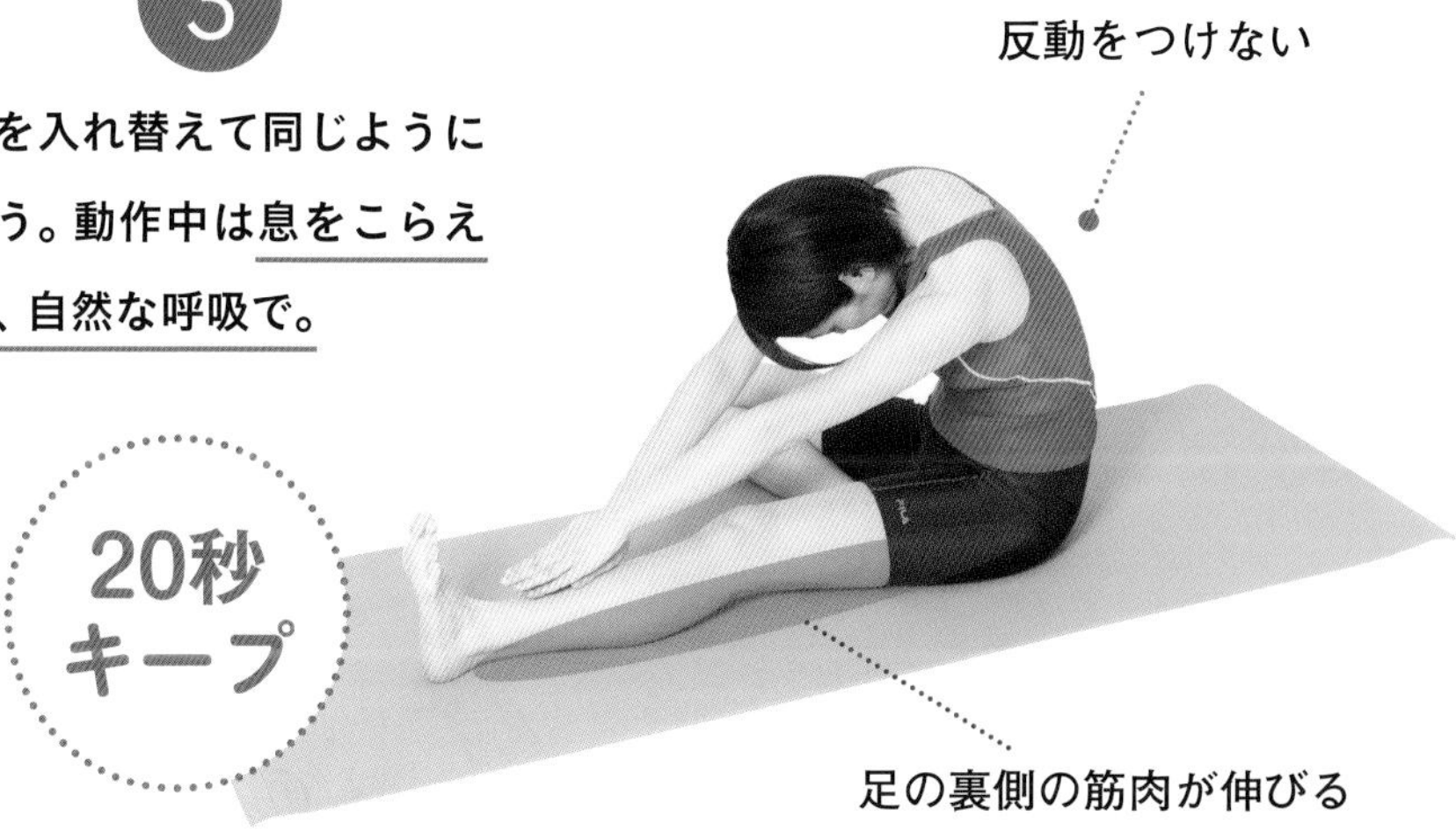

柔軟力

の人

大きな筋肉をじっくりほぐす 床に座ってお尻伸ばし

1

足を伸ばして床に座り、両手はお尻の斜め後ろにつく。片ひざを立て、もう片方の足を立てた足の太ももの上にのせる。

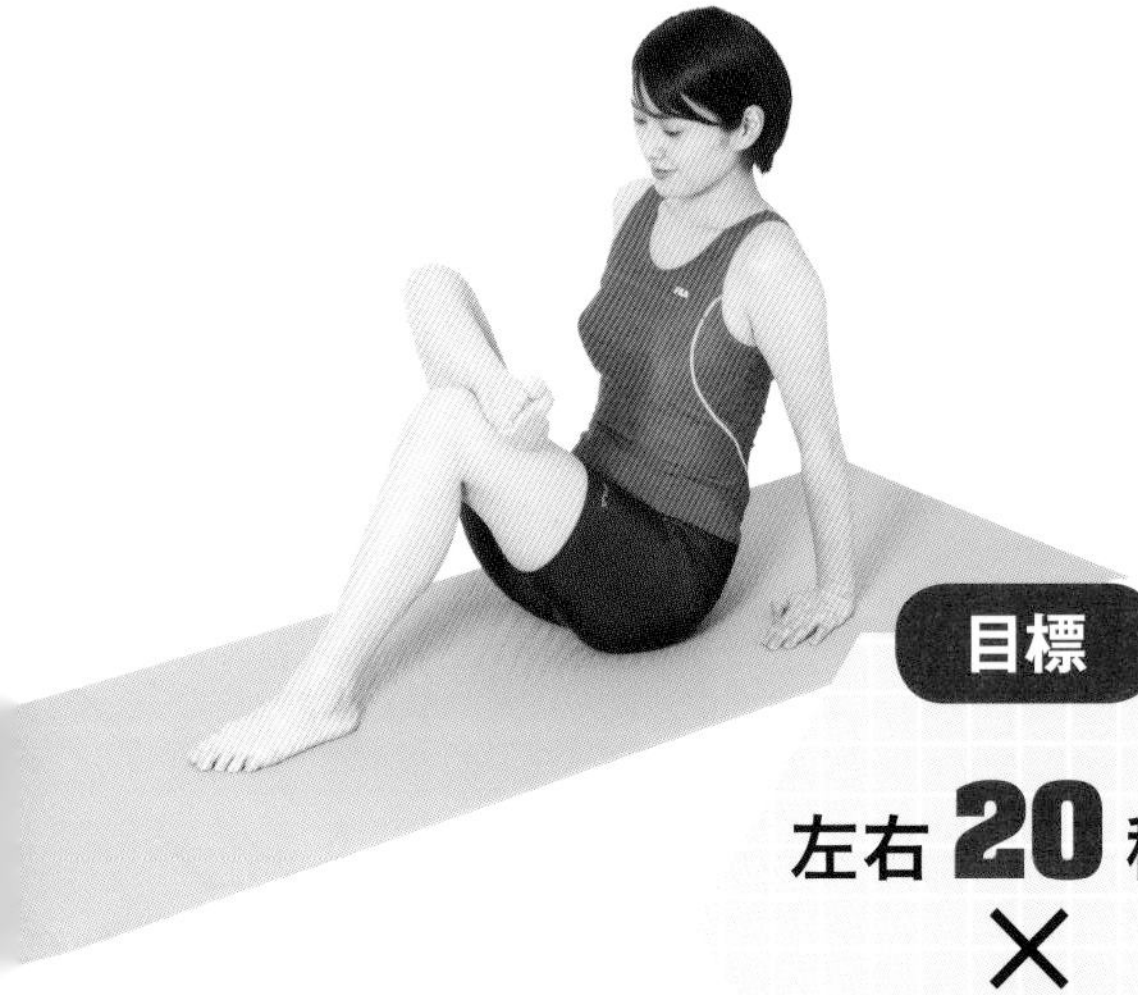

目標

左右20秒×2セット

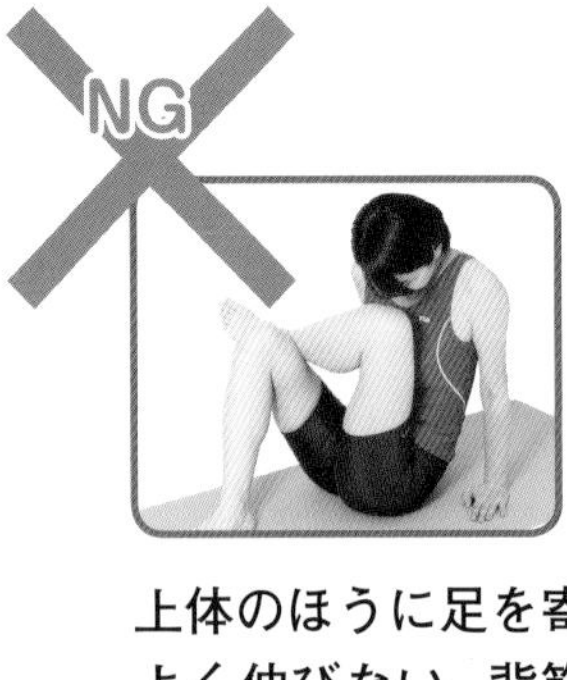

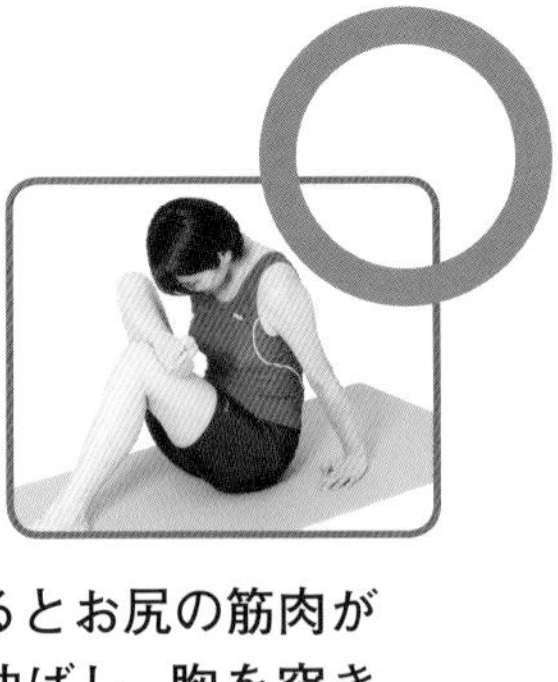

上体のほうに足を寄せるとお尻の筋肉がよく伸びない。背筋を伸ばし、胸を突き出すように上体を近づける。

2

背筋を伸ばし、反動をつけず上体をゆっくり足に近づけて20秒キープする。

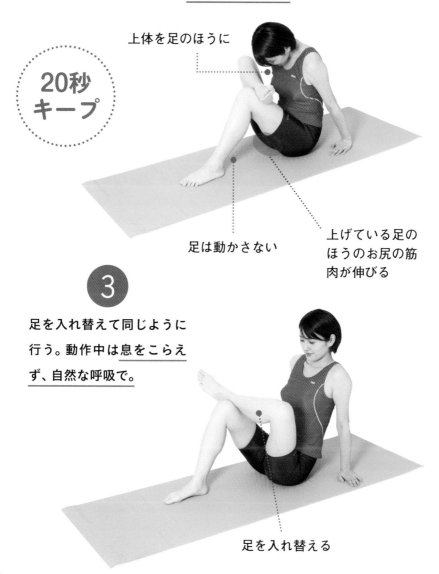

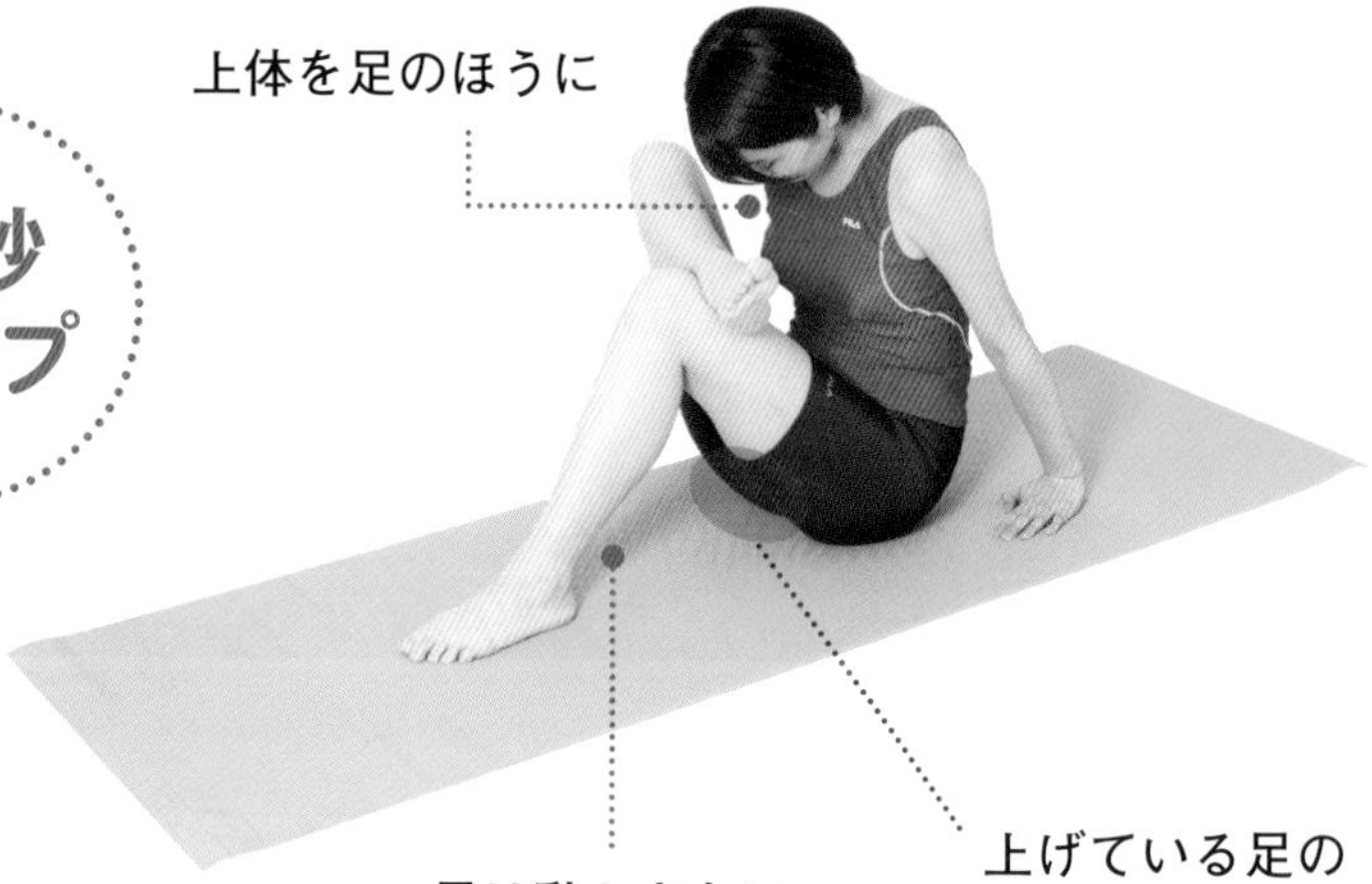

上体を足のほうに

足は動かさない
上げている足のほうのお尻の筋肉が伸びる

3

足を入れ替えて同じように行う。動作中は息をこらえず、自然な呼吸で。

足を入れ替える

柔軟力

○○の人

硬くなりやすい股関節をほぐす
床に座って内もも伸ばし

1

床に座り、足の裏を合わせて引き寄せ、両手で足をつかむ。

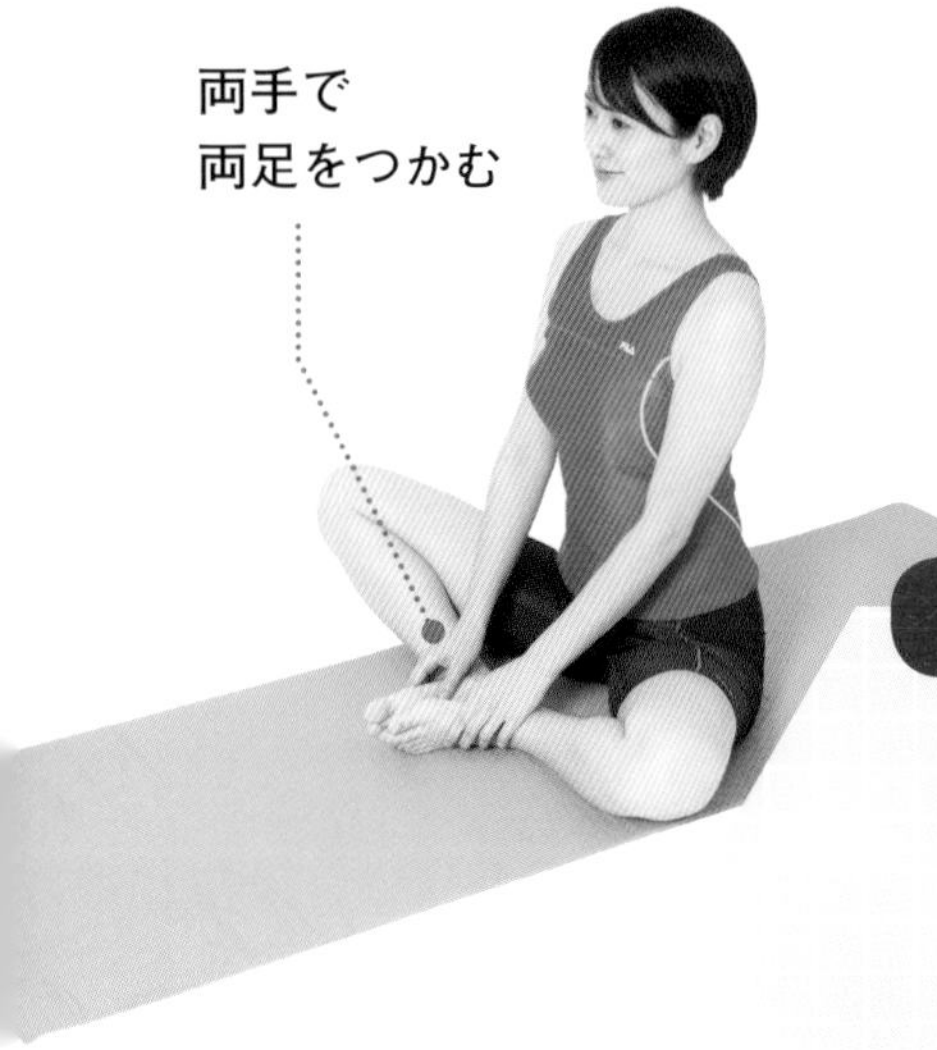

目標
20秒
×
2
セット

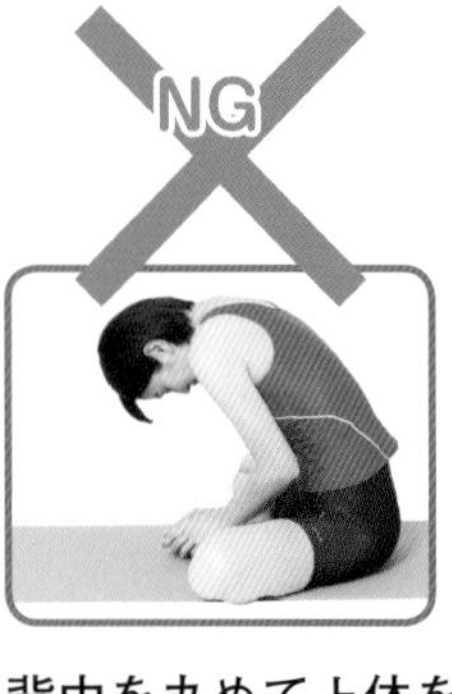

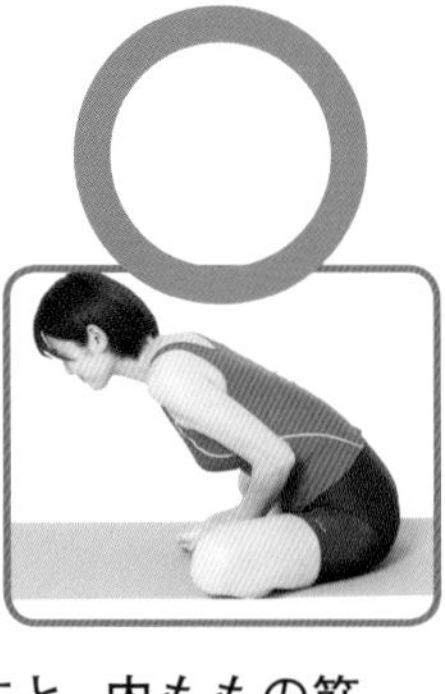

背中を丸めて上体を倒すと、内ももの筋肉が伸びづらい。背筋を伸ばし、胸を突き出すように倒していく。

2

背筋を伸ばしたまま、反動をつけず上体をゆっくり倒して20秒キープする。

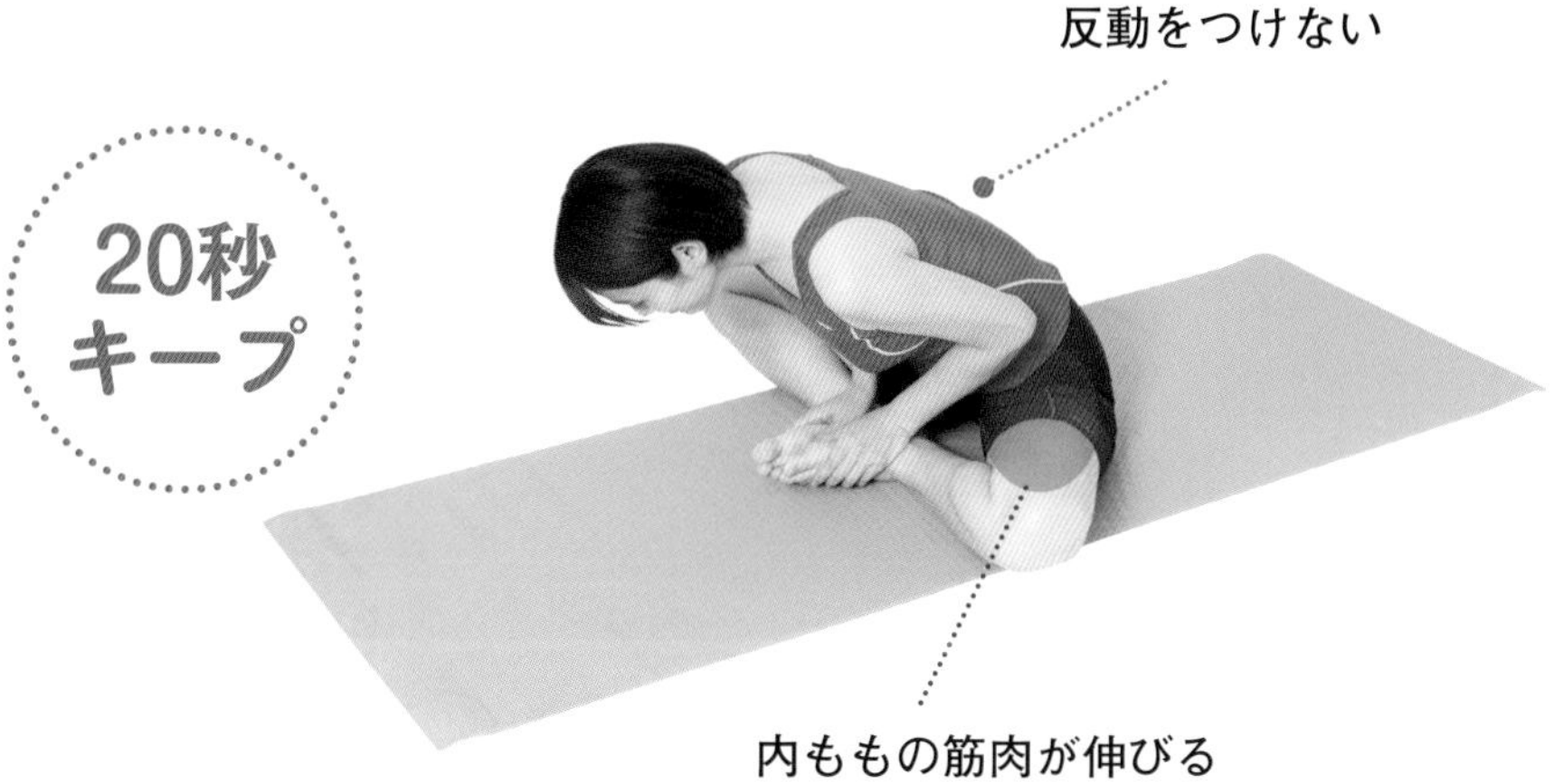

3

20秒キープしたら、①の姿勢に戻る。動作中は息をこらえず、自然な呼吸で。

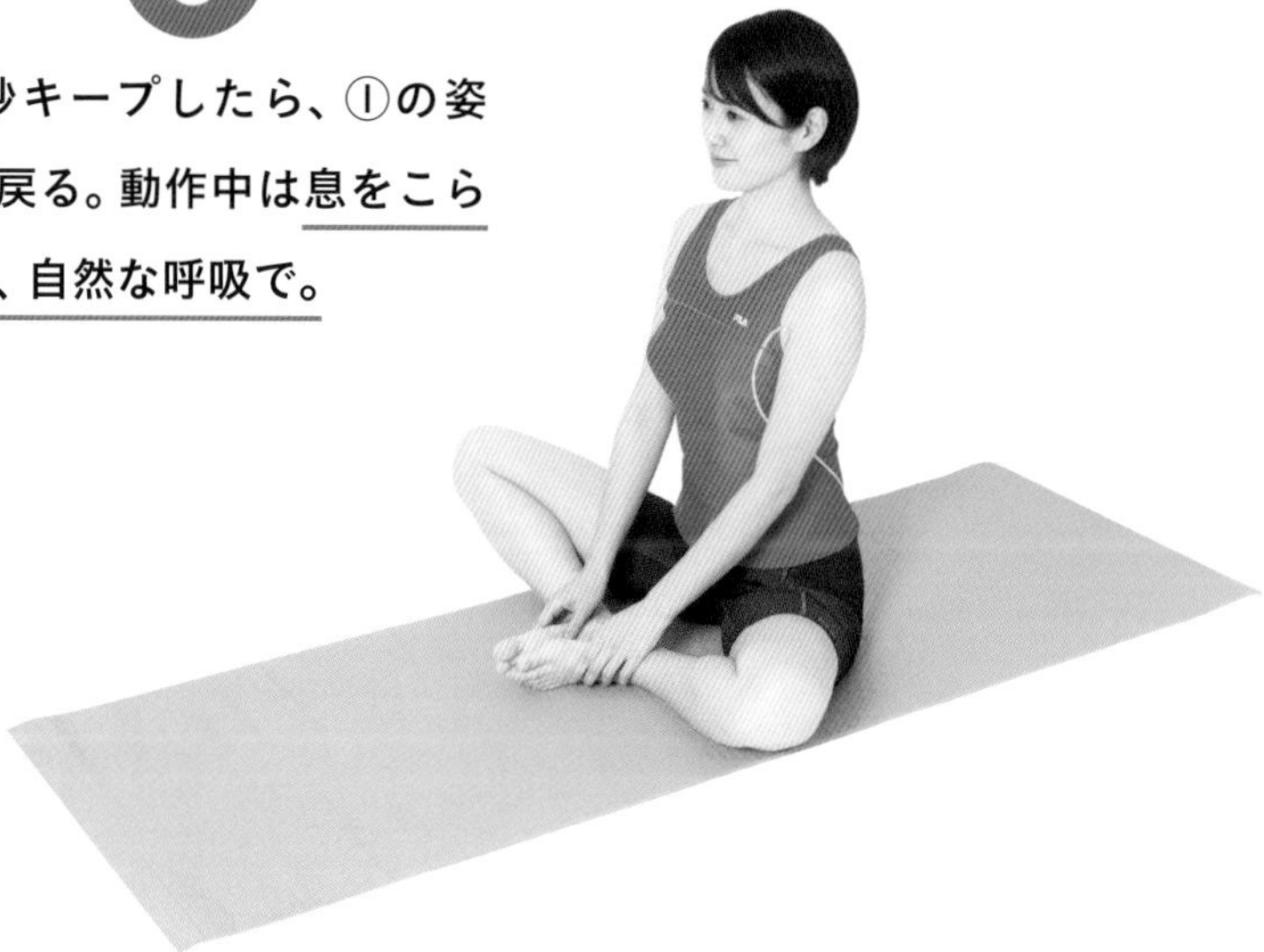

●の人

ゆっくり握ってゆっくり開く
グーパー運動

目標

50回
×
2
セット

1

イスに座り、手のひらを正面に向け、腕を前に軽く伸ばす。

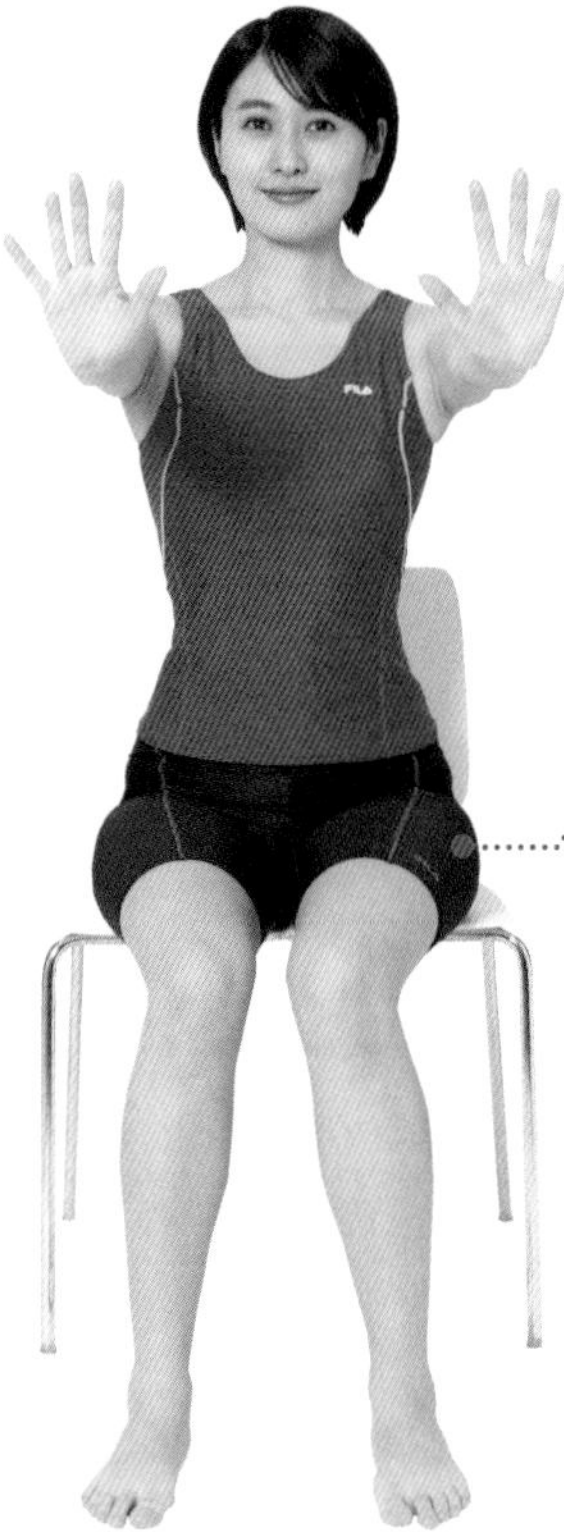

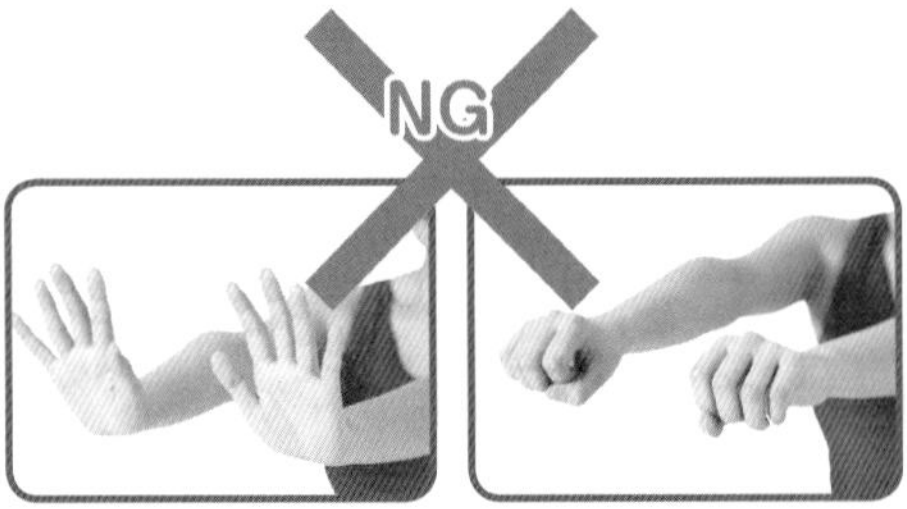

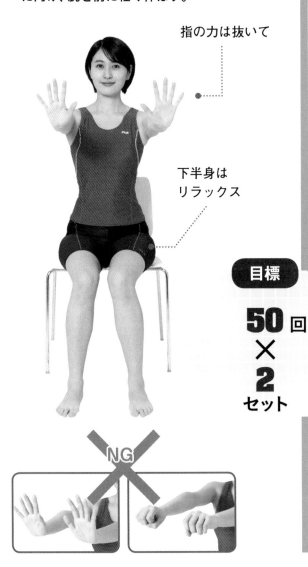

2

2秒かけて、ゆっくりこぶしを握る。

3

2秒かけて、ゆっくりこぶしを開く。②～③を繰り返す。動作中は息をこらえず、自然な呼吸で。

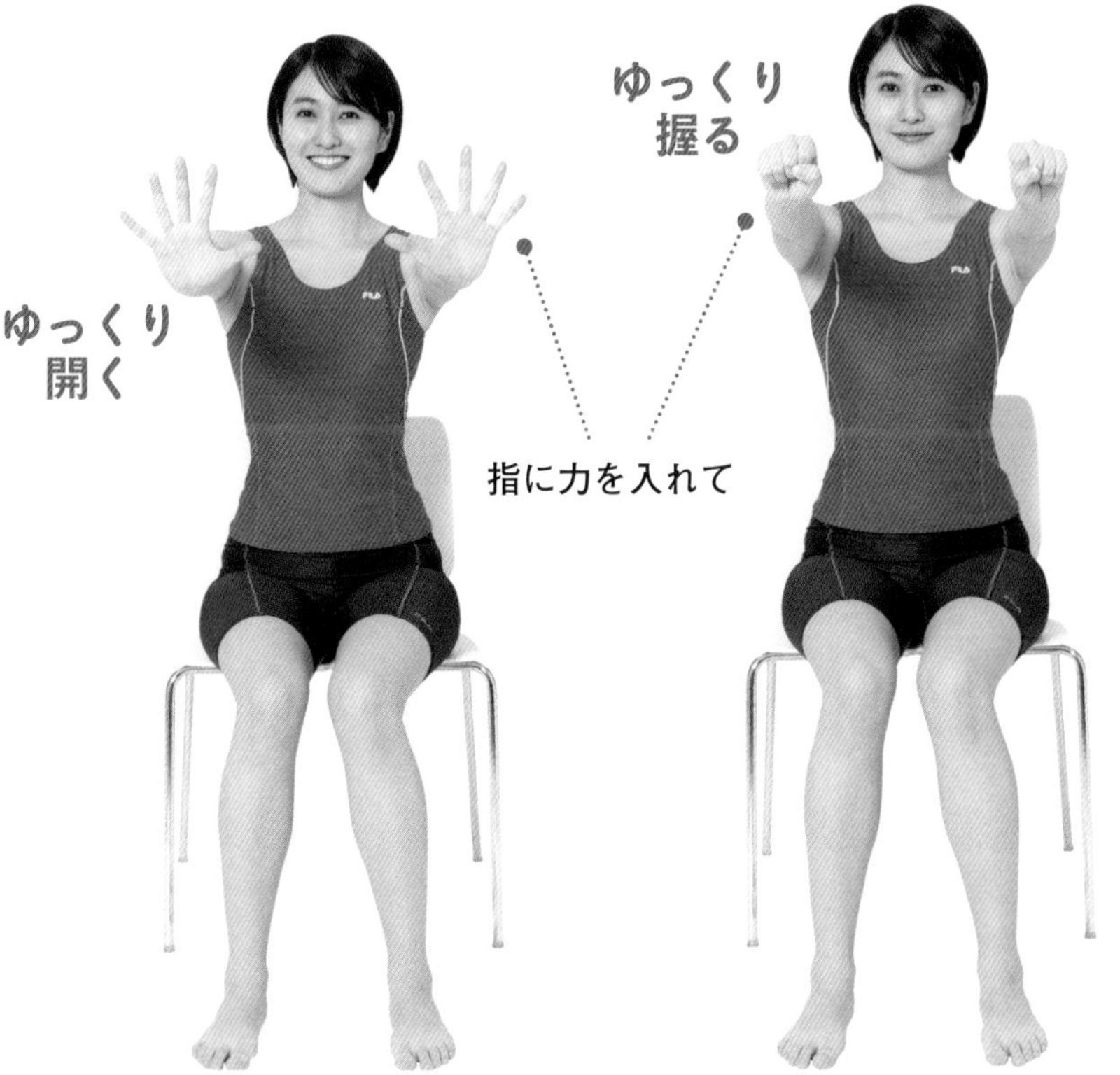

指先に力を入れてぐっと握り、しっかり開くことで握力が強化される。

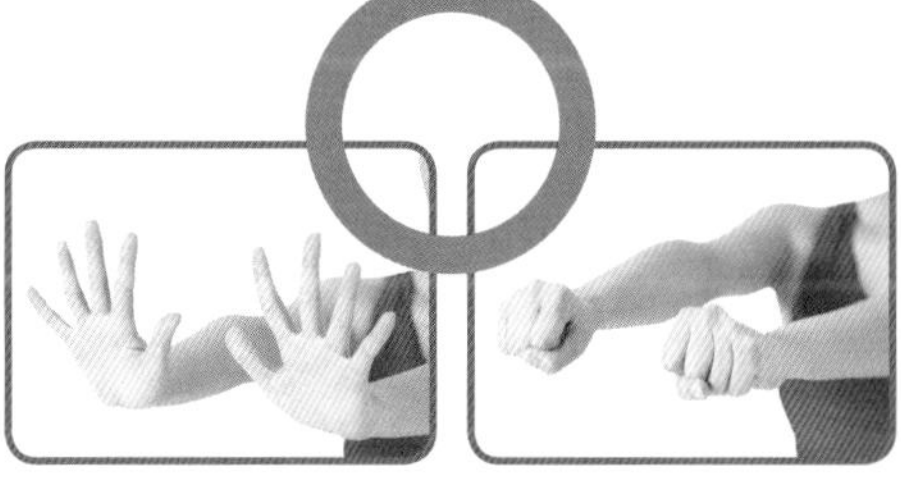

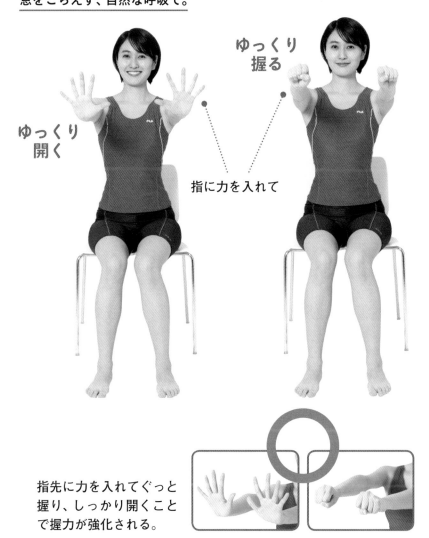

〇の人

握力だけでなく前腕も鍛える
ぞうきんしぼり運動

目標

持ち手を
上下入れ替えて
各10回

1

イスに座り、折りたたんで丸めたタオルを胸の前で両手で持つ。

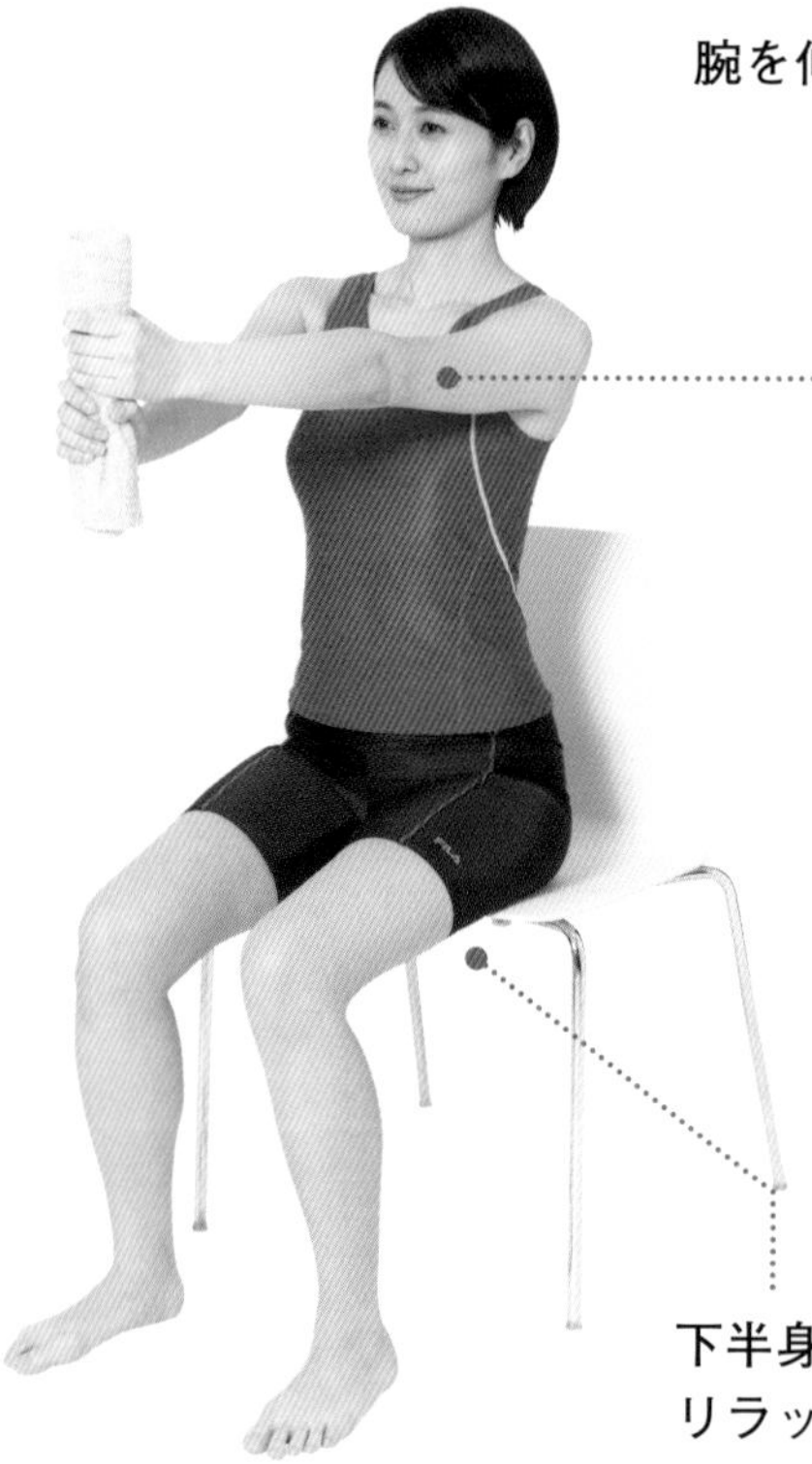

長生きPOINT

握力は前腕筋からつくられる

手首からひじにつながっている前腕筋は、「握る」「投げる」「指を動かす」などの手の動きに欠かせない筋肉。

2

ぞうきんをしぼるように、3秒かけてゆっくり内側にしぼる。

3

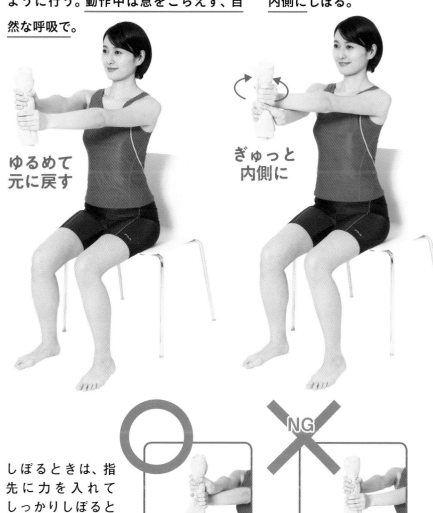

手の力を抜いて①の姿勢に戻る。②〜③を繰り返す。手を上下入れ替えて、同じように行う。動作中は息をこらえず、自然な呼吸で。

しぼるときは、指先に力を入れてしっかりしぼると握力が強化される。

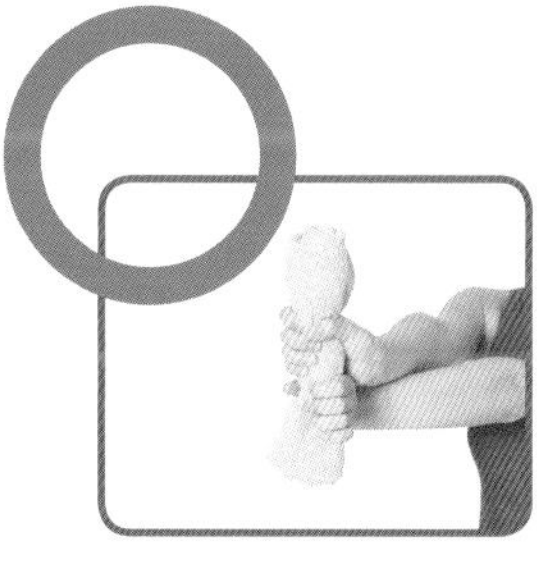

「長生き部屋トレ」を続けるには「無理をしない」が大前提

長生き部屋トレを始める前に、トレーニングをするときの注意点をいくつか話しておきます。**長生き部屋トレは、あくまでも健康で長生きするための身体づくり**。安全に行いながら、効率よく4つの力を維持・強化することを目標にしましょう。

①回数やセット数は、あくまで目安

各トレーニングは、それぞれに目標の回数やセット数を表記してあります。これは、目安と考えてください。10回と書いてあるから10回、20秒と書いてあるから20秒を絶対やらなければいけないというわけではありません。

10回が無理な人は5回から、20秒が無理な人は10秒から始めてください。少しずつ目標に近づけるように頑張りましょう。

②動作中は息をこらえない

トレーニングは自然な呼吸で行い、腰を下ろしたり、立ち上がったり、足や腕を伸ばしたり、曲げたりするときに息をこらえないようにしてください。**息をこらえると力を発揮しやすくなりますが、血圧が上がるリスクがあります。**

③鍛えている部位を意識する

太ももを鍛えているときは太ももを意識する。トレーニングにおける「意識性の原則」は科学的にも証明されています。長生き部屋トレの効果を高めるためにも、**鍛えている部位を意識して動作する**ようにしましょう。

④反動をつけて動作しない

体を前に倒す、後ろに反るなど、反動をつけると動作しやすくなりますが、長生き部屋トレには危険な動きです。筋肉は急激に伸ばされると、筋断裂などの傷害を防ぐために反射的に縮めようとします。そのため、**反動をつけながらストレッチを行うと、柔軟性が低くなる恐れがあります。**

長生き力をつける4つのトレーニングを、それぞれ週に2〜3回を目標に

当たり前の話ですが、1回だけのトレーニングで4つの力を維持・強化できるわけではありません。**長生き部屋トレに限らず、トレーニングの効果は続けることではじめて表れてくる**ものです。

それでは、長生き部屋トレはどれくらいの頻度で行えばいいのでしょうか？

4つのトレーニングを、それぞれ週2〜3回を目標にしましょう。組み合わせ方は自由です。たとえば、4つのトレーニングをまとめて行う場合、長生き部屋トレ実践日を、週2回なら月曜日と木曜日、週3回なら月曜日、水曜日、金曜日に設定する。あるいは2つずつ行うなら、足の筋力と柔軟力のトレーニングを月曜日と金曜日、バランス力と握力のトレーニングを火曜日と土曜日に行う。4つのトレーニングを毎日1つずつ実践するというやり方もあります。

注意するのは、**足の筋力、バランス力、握力のトレーニングは2日続けて行わないこと**です。柔軟力のトレーニングだけは、２日続けても問題ありません。

３つのトレーニングを2日続けて行わないほうがいいのは、筋肉に負荷をかける筋力トレーニング（筋トレ）だからです。筋肉は、負荷をかけて筋線維を壊し、修復するときに強くなります。

つまり、**筋トレには、修復する時間が必要**なのです。

２日続けて筋トレを行うのは、工事中の道路にさらに穴を掘るようなもの。いつまでたってもきれいな道路にはならないということです。

３つのトレーニングと違って、**柔軟力のトレーニングは硬くなっている筋肉をゆるめるストレッチなので、２日続けて行ってもいい**です。このトレーニングだけは、週2～3回以上行ってもかまいません。やればやるほど、若いころのようなやわらかい身体を取り戻せるようになります。

長生き部屋トレはいつ行ってもかまいませんが、起床直後は避け、食事をとった後は30分以上時間を空けてから行うようにしてください。

健康で長生きできる身体をつくるために「長生き部屋トレ」は中断、再開OK

長生き部屋トレは、運動習慣がない人でも、高齢の方でも安全にできるトレーニングですが、**万一、動作中に痛みや違和感があったときは、即座に中止し、かかりつけの医師や整形外科の医師などに相談する**ようにしてください。

長生き部屋トレは、いつでも再開できます。

その際は、念のため再度レベルチェックをしてから、4つの力のレベルに合ったトレーニングを選ぶようにしてください。

長生き部屋トレを続けていくと、対応するトレーニングでは物足りなくなってくるかもしれません。特に赤レベルや黄レベルの人はそうかもしれません。そのときは、回数やセット数を増やしたり、上のレベルのトレーニングに取り組みましょう。それだけ、健康で長生きできる身体になってきたということです。

第3章

気になる不調を改善する「ちょい足し部屋トレ」

「長生き部屋トレ」に＋αするだけで、気になる不調が改善する

健康で長生きするための身体づくりは、長生き部屋トレで十分です。トレーニングが少し物足りないという方は、回数やセット数を増やしたり、赤レベルや黄レベルの方なら、ひとつ上のレベルのトレーニングに挑戦したりするのもいいでしょう。

ただし、無理は禁物。少しきついくらいのトレーニングで、十分に４つの力を維持・強化することができます。

それよりおすすめしたいのが、みなさんの悩みを解消する「ちょい足し部屋トレ」を長生き部屋トレに追加して行うことです。

身体の不調や気になるところは、人それぞれだと思います。

お腹まわりが気になる人もいれば、**すぐに息が上がってしまう**のが気になる人もい

るでしょう。健康診断の**血圧の数値をなんとかしたい**と考える人もいれば、毎日の**ストレスから解放されて気持ちよく眠りたい**と考える人もいると思います。

また、**認知症にならない**ような運動に取り組みたいと思っている人もいるでしょう。

そんなそれぞれの気になることを改善・解消するトレーニングのいくつかを、これから紹介します。

どのトレーニングも、長生き部屋トレと同様に、健康スポーツ室で指導、実践しているものなので、安全に取り組めるトレーニングです。

長生き部屋トレを実践する日に追加して行ってもいいですし、実践しない日に行ってもかまいません。**週2〜3回を目標に行いましょう。**長生き部屋トレと同じように、**無理をしない、息をこらえない、トレーニングしている部位を意識する、反動をつけないことに注意しながら**行えば、トレーニング効果も高まります。

「ちょい足し部屋トレ」も、動作中に万一、痛みを感じたり、違和感があったときは、即中断し、かかりつけ医や整形外科の医師などに相談するようにしてください。

どうしてもやせたいあなたは、筋肉量を増やして基礎代謝量を上げる

最初のテーマは、ダイエット。

コロナ禍《か》による健康問題はいろいろと指摘されていますが、その一つが「コロナ太り」。しっかり食べることは健康のために大切なことですが、家の中でじっとしていれば太ってしまいます。

「太る、太らない」の数式はすごくシンプルで、摂り込んだエネルギー量より消費したエネルギー量が少なければ、使わなかったエネルギーは、体内に脂肪として蓄積されます。脂肪にするのは、身体にとってそれがもっとも効率がいいからです。

それでは消費するエネルギー量を多くするにはどうするか。

もっとも効率がいいのは、筋肉量を増やすことです。筋肉量が増えると、じっとしていても生命を維持するために消費されるエネルギーである**基礎代謝量が増えます。**

また、立つ、座る、歩くなどの生活動作においても、**筋肉量の多いほうが、それだけエネルギーを使う**ことになります。身体を動かす機会が増えれば増えるほど、その差は大きくなります。

「筋肉をつければいいといっても若くないから……」と思うかもしれませんが、**筋肉は90歳を超えても、鍛えると強くなる**ことがわかっています。

そこで「ちょい足し部屋トレ」としておすすめするのが、**下半身の筋肉をまとめて鍛える「フロントランジ」の２種類**。

立つ、座る、歩くなどの基本動作で使う、お尻や太もも、ふくらはぎなどの下半身の筋肉量が増えれば、ちょっとした日常動作でも消費するエネルギーが多くなります。しかも、「フロントランジ」は、長生き部屋トレのターゲットである足の筋力、バランス力、柔軟力の強化も兼ねています。

長生き部屋トレのトレーニングより少しハードなので無理することはありませんが、トレーニングが物足りないと感じる人は、「フロントランジ」を多めに行ってみるのもいいかもしれません。

ちょい足し
1

足の筋力、バランス力、柔軟力をまとめて鍛える
フロントランジ

1

背筋を伸ばし、足をそろえて
立ち、手は腰に当てる。

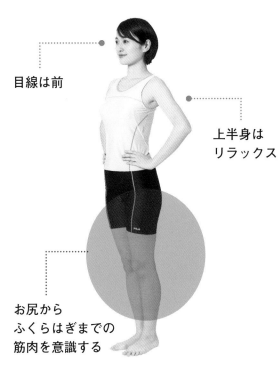

長生きPOINT

筋トレで
血糖値も下がる
運動後1時間は、インスリンが働かなくてもブドウ糖を取り込む。そのためには大きな筋肉をしっかり使うこと。

目標

左右 **10** 回
×
2
セット

2

目線を前に向けたまま、右足を前に大きく踏み出す。

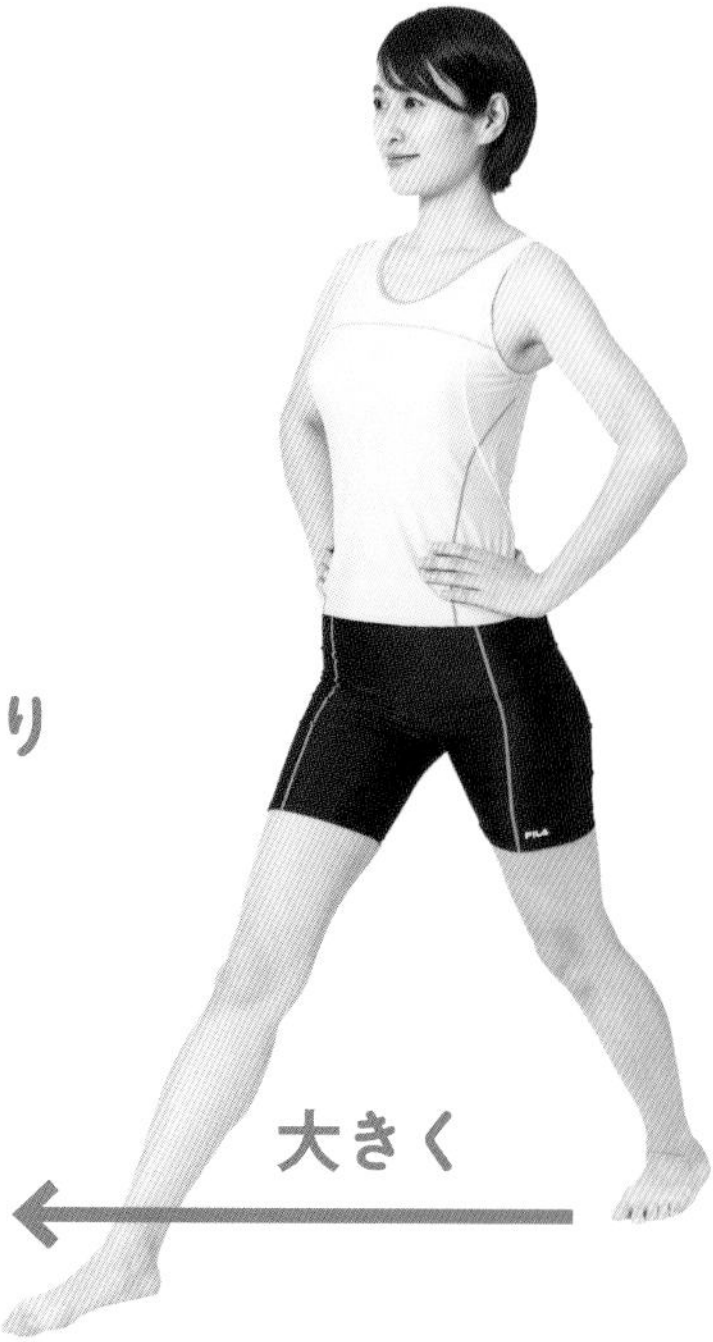

3

腰をゆっくり下ろしたら、①の姿勢に戻る。②〜③を10回繰り返す。踏み出す足を入れ替えて同じように行う。動作中は息をこらえず、自然な呼吸で。

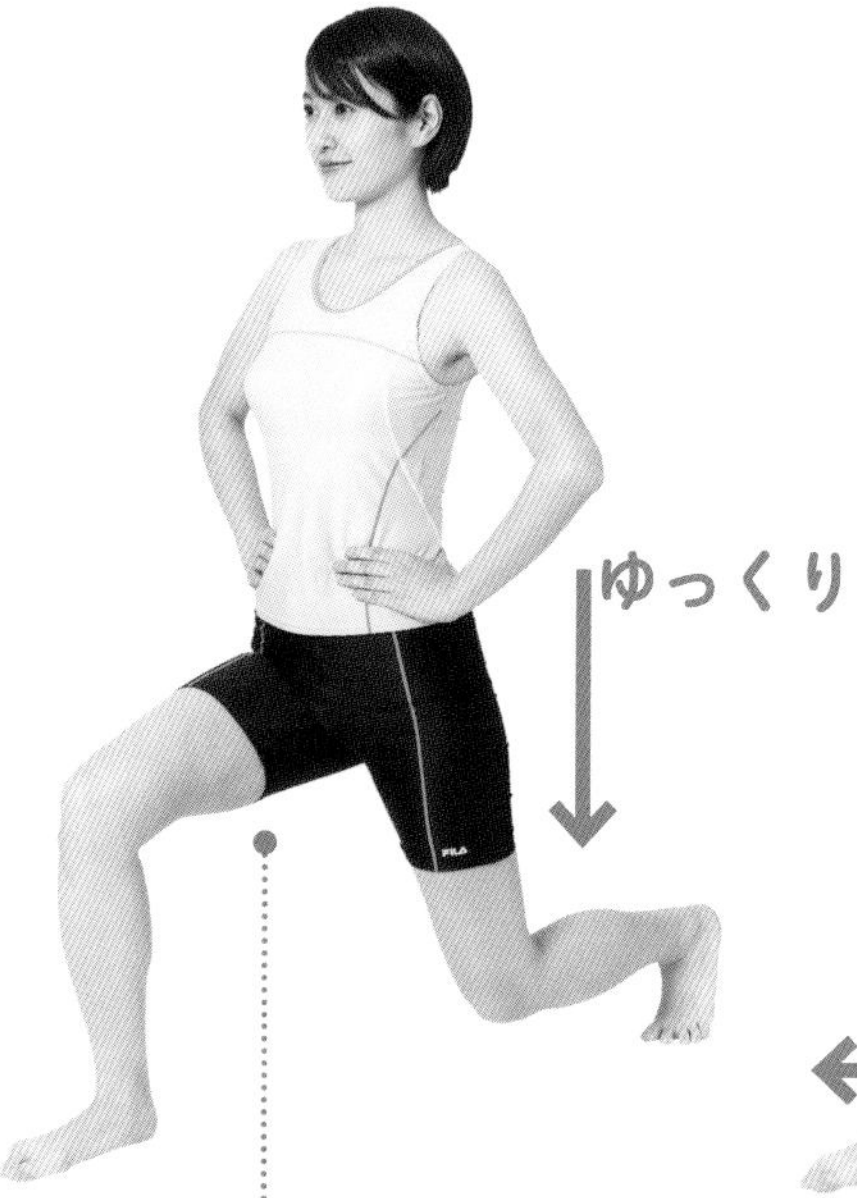

床と平行に
なるくらいまで

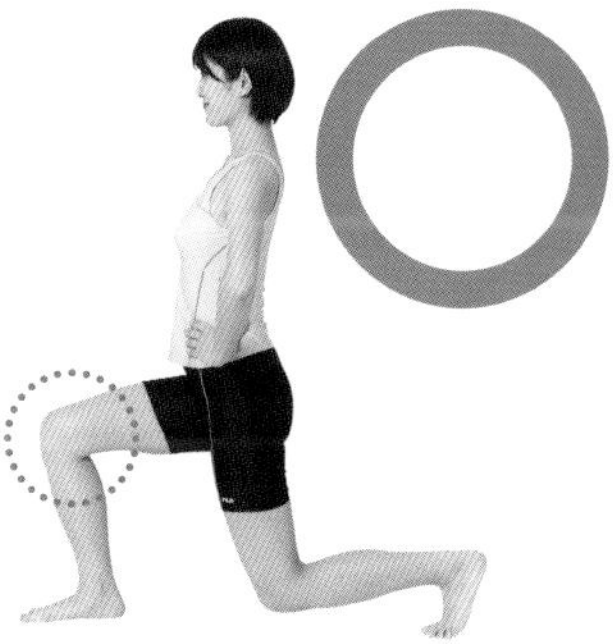

ひざが前に出るとひざを傷める原因になるので注意。腰は真下に下ろすように。

ちょい足し
2

かかと上げテストで20秒未満の人のための
イスを使ってフロントランジ

1

背筋を伸ばし、足をそろえて立ち、片方の手は腰に当て、もう片方の手はイスの背に置く。

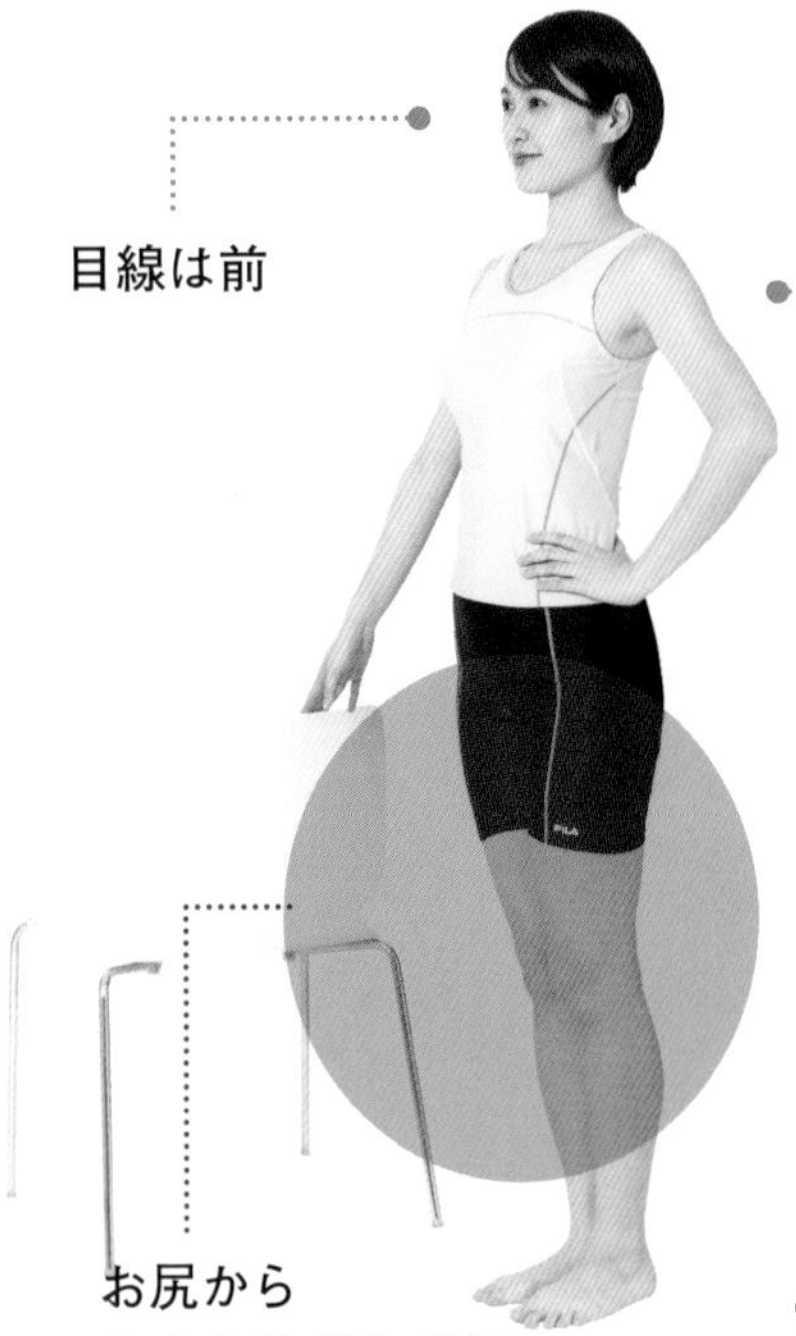
上半身は
リラックス
お尻から
ふくらはぎまでの
筋肉を意識する

目標

左右10回×2セット

長生きPOINT

3つの力をまとめて
時間がないときはフロントランジ。時短トレーニングで長生き。

2

目線を前に向けたまま、右足を前に大きく踏み出す。

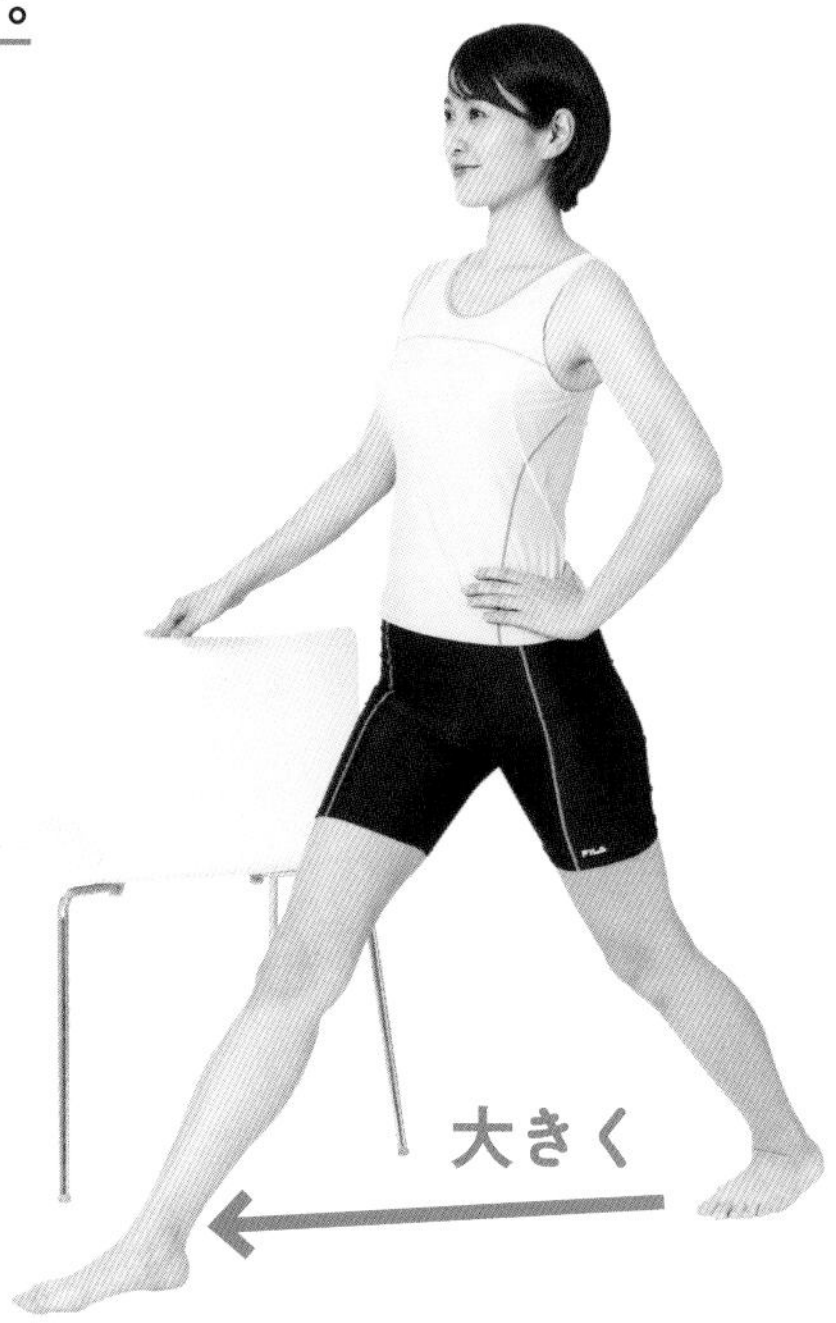

3

腰をゆっくり下ろしたら、①の姿勢に戻る。②〜③を10回繰り返す。踏み出す足を入れ替えて同じように行う。動作中は息をこらえず、自然な呼吸で。

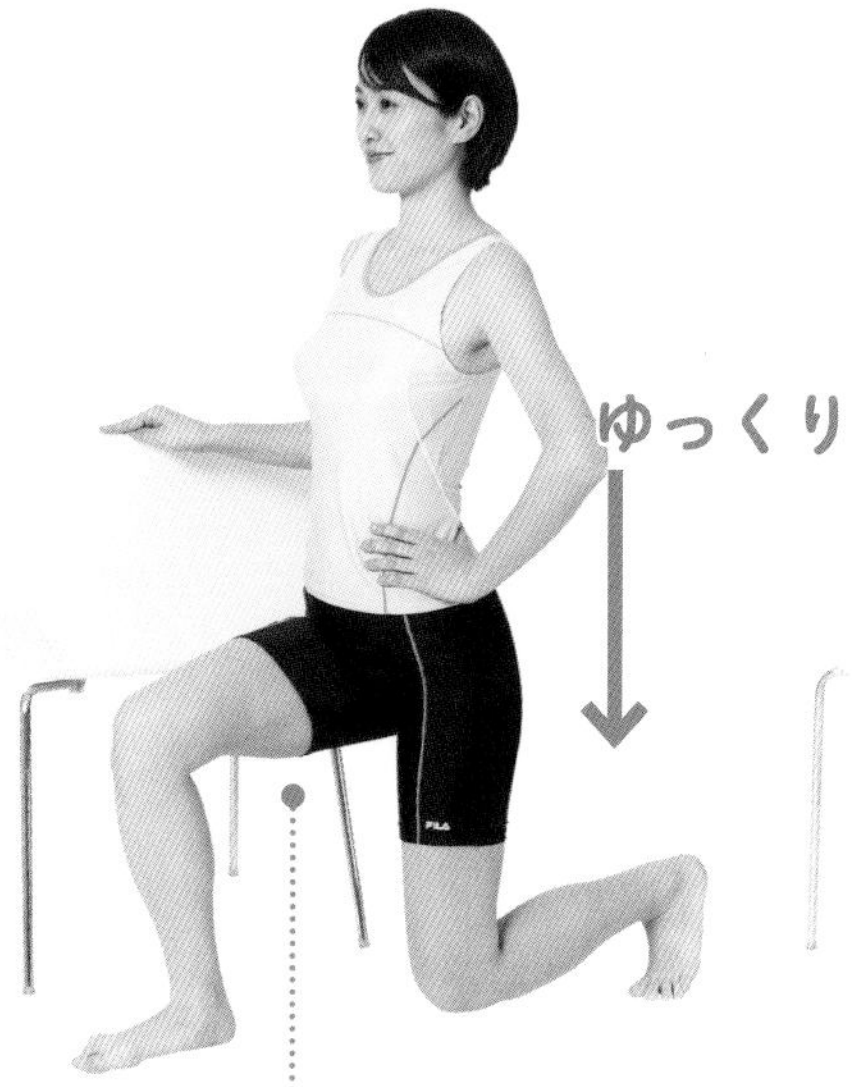

床と平行に
なるくらいまで

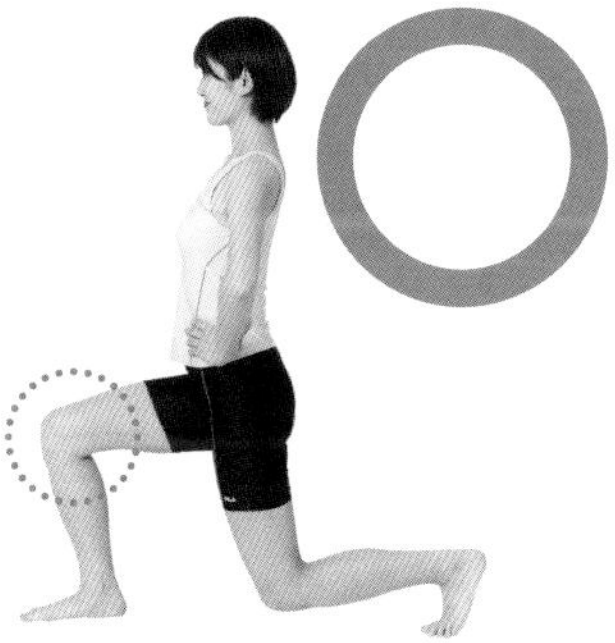

ひざが前に出るとひざを傷める原因になるので注意。腰は真下に下ろすように。

弱った心肺機能を高めたいあなたには、おうちでできるお手軽な有酸素運動

階段で2階に上がるだけでも息切れする、近くのスーパーへ歩いていくだけでもしんどいときがある……。

加齢とともに心肺機能も衰えてきます。人間は、呼吸によって酸素を取り入れ、その酸素を利用して運動エネルギーをつくります。このときに取り込む酸素の量を酸素摂取量といい、最大値を最大酸素摂取量といいます。

その人がどれくらいまでの運動に耐えられるかの限界を「運動耐容能」といいますが、その中には全身持久力や有酸素能力などが含まれます。その指標として使われる一つが、最大酸素摂取量。そして、**運動耐容能の維持・向上に欠かせないのが筋肉をしっかり使うこと**なのです。

左の図は、最大酸素摂取量との相関性が高く、高齢者の全身持久力を評価するテストとして行われている「6分間歩行」の年齢別推移です。テストは、6分間でどれく

らい歩けるかという簡単なもので、スポーツ庁の新体力テストとしても採用されています。結果は、年齢とともに減少。何もしないでいると、誰でも加齢とともに心肺機能が衰えるということです。

そこで、「ちょい足し部屋トレ」としておすすめするのが、**心肺機能を強くする「段差を使ったステップ運動」**。

自宅や自宅近辺にある段差を利用して、右、左の順に足をのせ、右、左の順に足を下ろすという動作をリズミカルに繰り返しましょう。自分のペースで、まずは5分間が目標。少しずつ心肺機能の向上が図れます。

●6分間歩行の加齢による変化

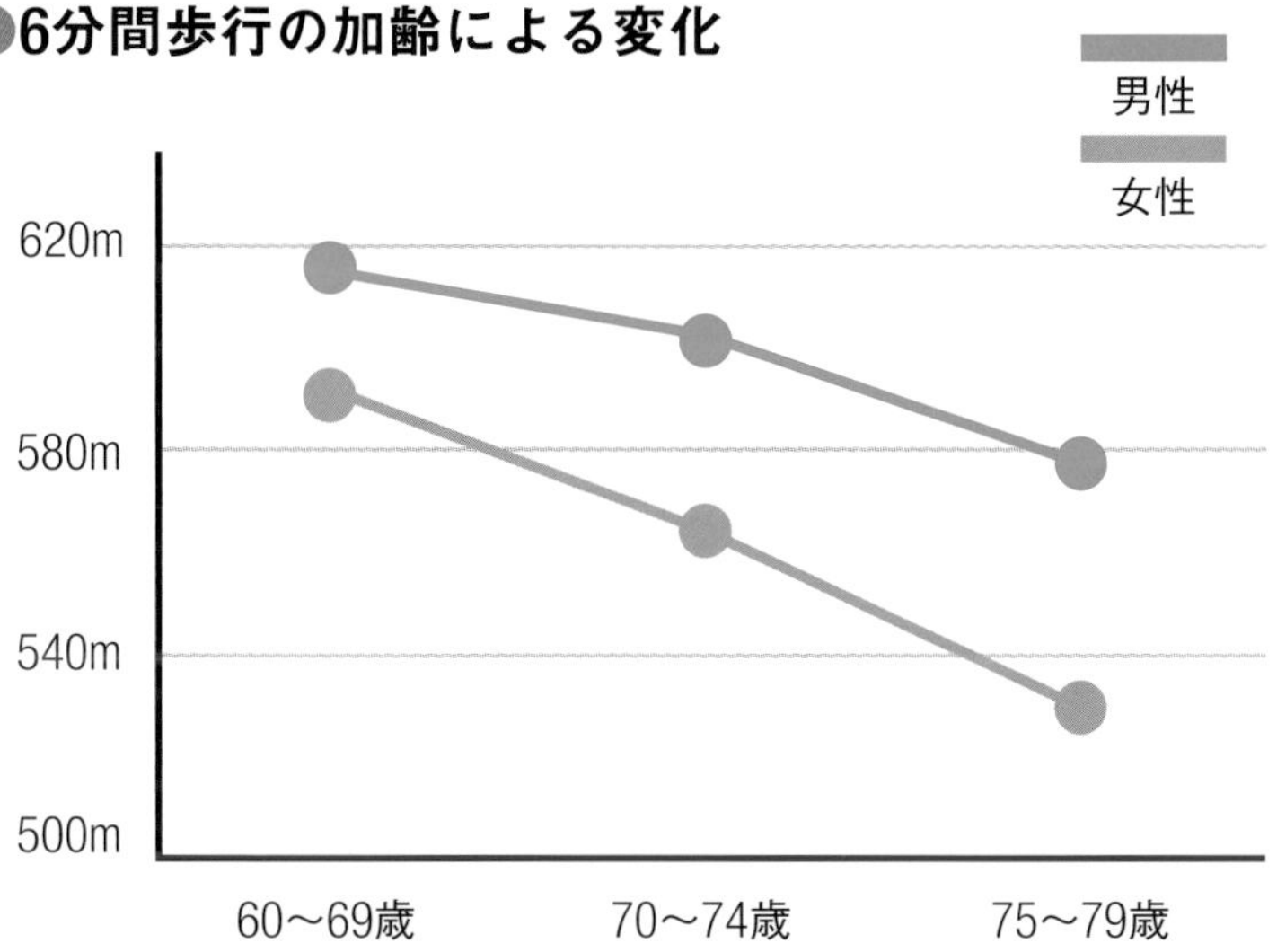

※出典：体力・運動能力調査（文部科学省）

ちょい足し

3

おうちの中でウォーキング
段差を使ったステップ運動

1

背筋を伸ばし、階段などの段差の前に足をそろえて立つ。上半身は力を抜いて。

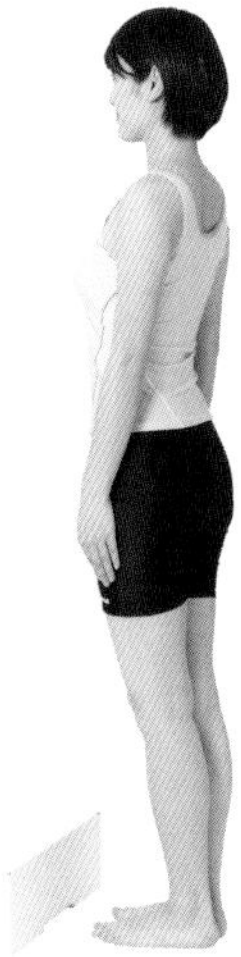

2

右足を段差の上にのせる。※左足からのせてもOK。

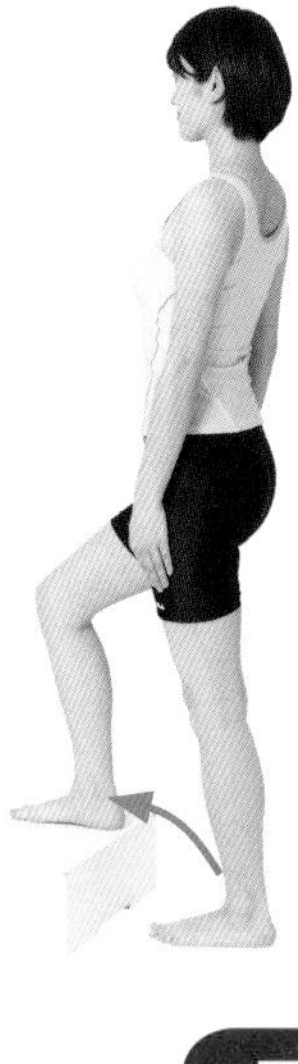

長生きPOINT

ゆっくりリズムでも
酸素を取り込む心肺機能を維持・向上させるには有酸素運動が効果的。

目標

5〜10分

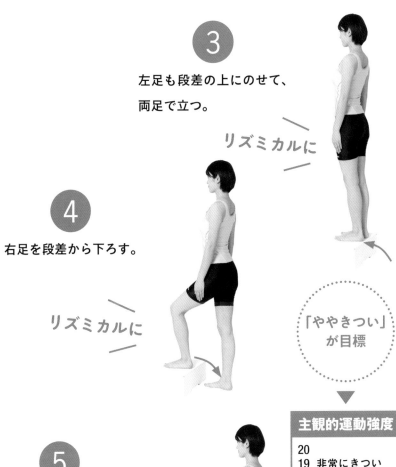

3

左足も段差の上にのせて、
両足で立つ。

4

右足を段差から下ろす。

「ややきつい」
が目標

主観的運動強度	
20	
19	非常にきつい
18	
17	かなりきつい
16	
15	きつい
14	
13	ややきつい
12	
11	楽である
10	
9	かなり楽である
8	
7	非常に楽である
6	

5

左足も段差から下ろす。②～⑤を5～10分間、リズミカルに繰り返す。動作は、目線を前に向けたまま行う。

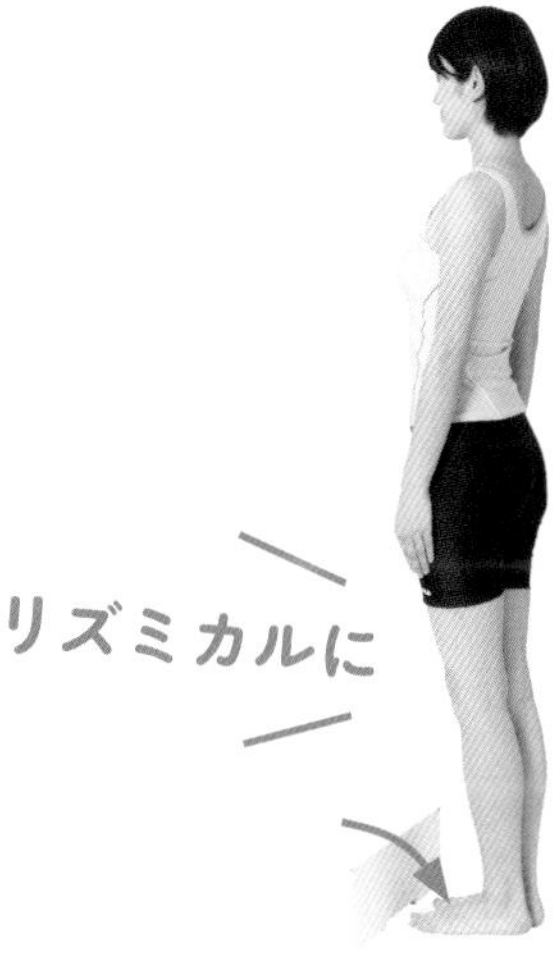

血圧を低くして安定させたいあなたは、血流をよくして血管を強くする

日本人の約３分の１は高血圧といわれていて、**高齢になると３人に２人**が該当するといわれます。

みなさんの中にも、高めの血圧を気にされている方がいるのではないでしょうか？

高血圧が怖いのは、ふだんの生活には影響はないものの、血圧が高い状態が続くことで血管や心臓に負担がかかり、やがては脳卒中や心筋梗塞、心不全、腎不全などの大病につながるリスクがあるからです。

最近では、高血圧は認知症のリスクを高めることもわかってきています。

身体を動かすことは、高血圧の予防や改善にも効果があるといわれています。

特に効果があるとされるのは、有酸素運動です。

ある研究では、やや早歩きのウォーキングや軽いジョギングを定期的に行うこと

で、最高血圧が3・5㎜Hg、最低血圧が2・5㎜Hg低下し、高血圧患者の場合でも最高血圧が8・3㎜Hg、最低血圧が5・2㎜Hg低下したと報告されています。

そこで、血圧を安定させるためにおすすめする「ちょい足し部屋トレ」が、**「インターバルステップ運動」**です。

1分単位で足を上げる高さを変えて、その場足踏みを繰り返すだけのトレーニングですから、誰でも安全に取り組めるはずです。

足を高く上げる足踏みは少しきついかもしれないので、最初はできる範囲で上げるようにしましょう。

●年代別高血圧者の割合

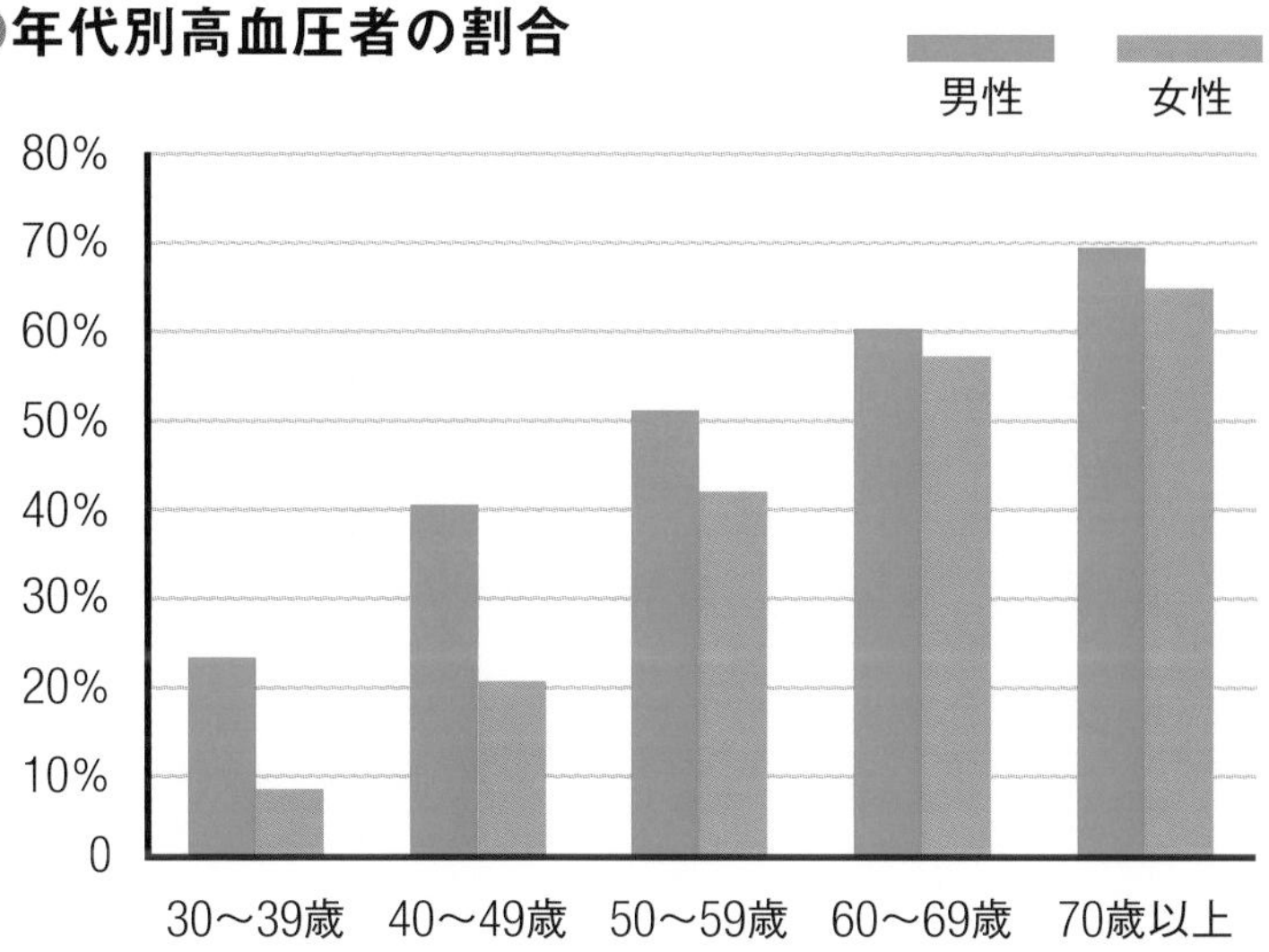

※出典：第5次循環器疾患基礎調査（厚生労働省）

ちょい足し 4

リズムを変えて血管を元気にする
インターバルステップ運動

目標

2分×5セット

1

背筋を伸ばし、足をそろえて立つ。
上半身は力を抜いて。

目線は前

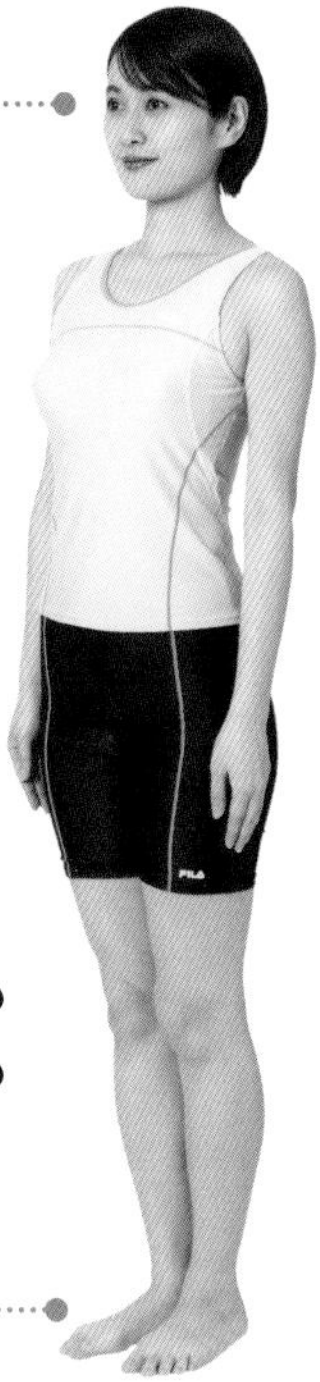

右足からでも
左足からでも
OK

最初の1分は「楽である」
残りの1分は「ややきつい」が目標

主観的運動強度

20	
19	非常にきつい
18	
17	かなりきつい
16	
15	きつい
14	
13	ややきつい
12	
11	楽である
10	
9	かなり楽である
8	
7	非常に楽である
6	

長生きPOINT

負荷をかけて血流アップ

血流がよくなると血管の内側の細胞が活性化され、血管が強くなる。

2

軽く足を上げて、その場足踏みを1分間繰り返す。

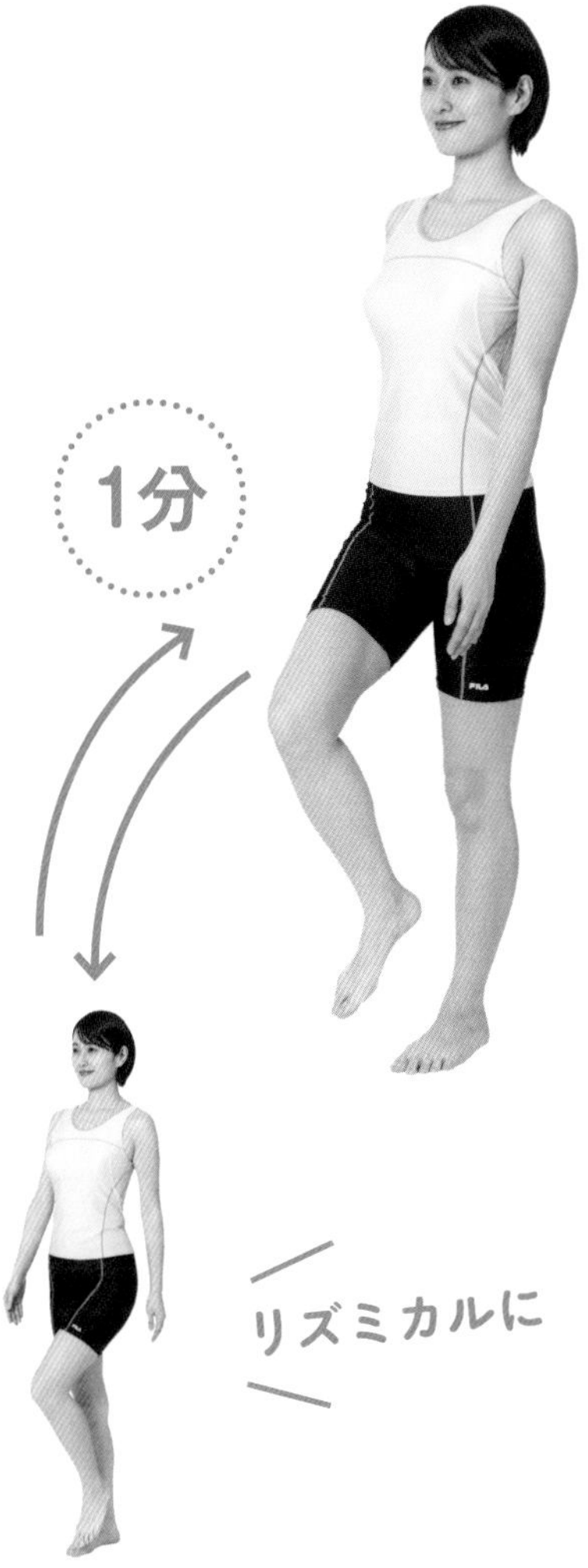

3

ももと床が平行になるくらい高く足を上げて、その場足踏みを1分間繰り返す。動作は、目線を前に向けたまま行う。

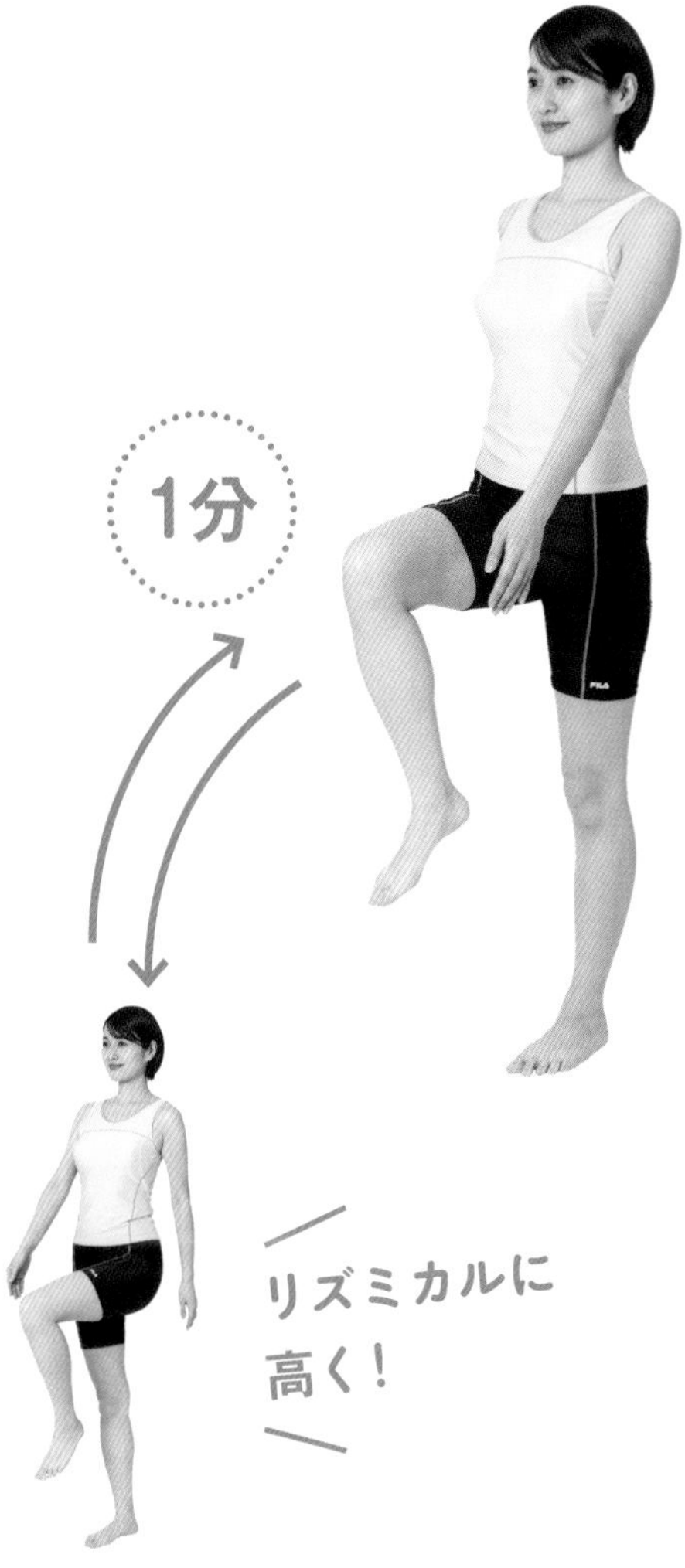

ストレスを解消したいあなたには、筋肉をほぐして心をゆるめるストレッチ

フレイルは、サルコペニアやロコモなどの身体的な要因だけでなく、ふさぎ込んだり、意欲が低下したり、社会との交わりを極端に避けるようになるなどの精神的な要因からも引き起こされます。

フレイルの語源は、「加齢による予備能力の低下のため、ストレスに対する回復力が低下している状態」を表す「frailty」。つまり、**肉体的、精神的にかかってくるストレスへの対応力が衰えてきている**ということです。

家族や親しい人との死別や退職による社会的役割の低下、経済不安などの環境要因、それから健康不安や体の不調、認知機能の低下、行動力の低下などの肉体的要因……。高齢になると、ストレスの内容は若いころとは少し異なってきます。

解消する方法はいろいろあるでしょうが、**一つは、「長生き部屋トレ」で動ける自**

分を維持すること、動けるような身体を取り戻すことです。そして、もうひとつは、**リラックスできる方法を身につけること**です。

そこでおすすめする「ちょい足し部屋トレ」が、**「8秒腹式呼吸」「首まわりのストレッチ」「体側ストレッチ」2種類**です。いつでも、どこでも簡単にできるストレス解消法ですので、どれか一つだけでもいいので身につけてください。

紹介するのは呼吸法とストレッチなので、毎日行っても、続けて行ってもかまいません。リラックスしたいときに活用してください。

●運動習慣にストレス解消効果を大いに感じる割合

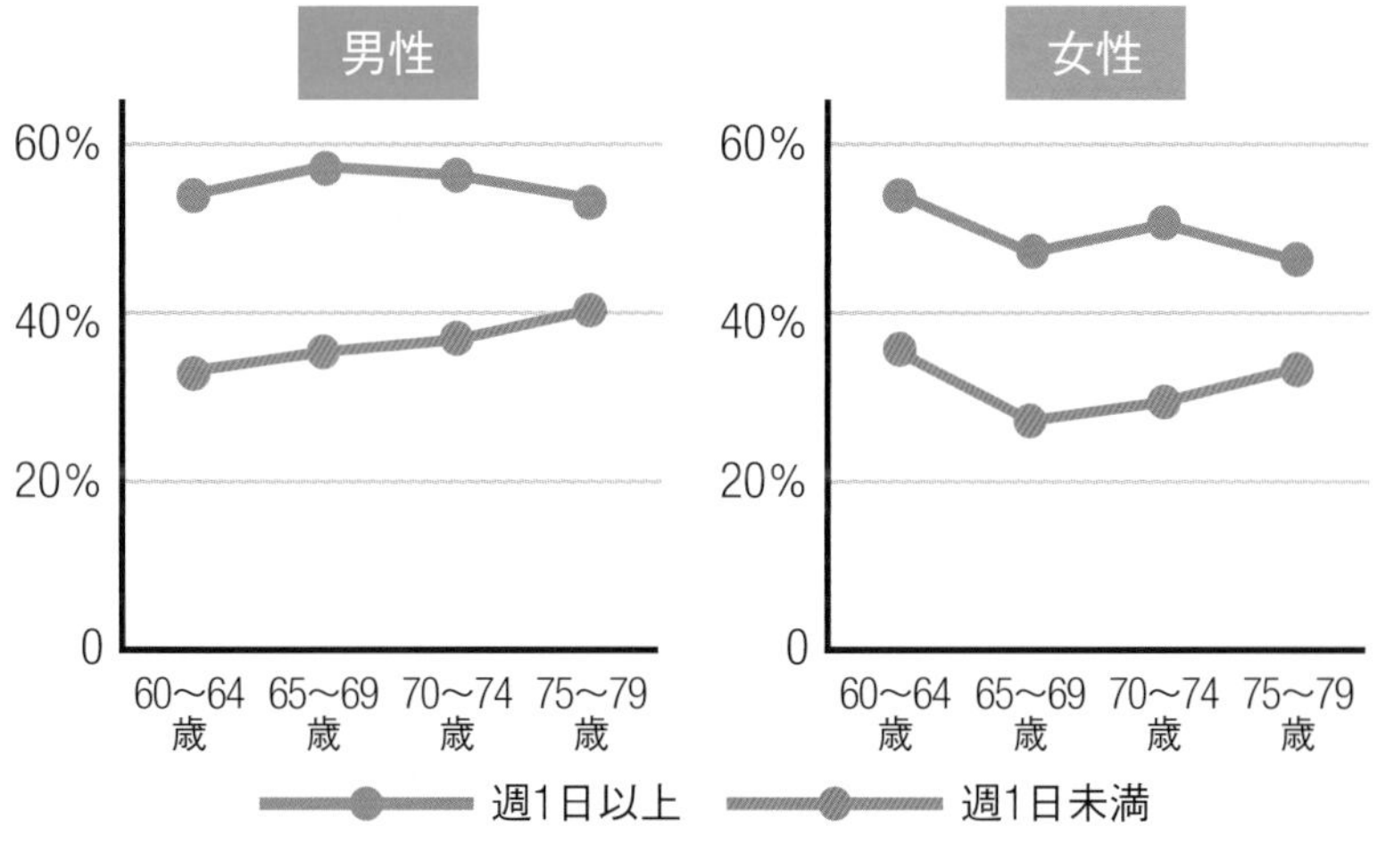

※出典：平成28年度体力・運動能力調査結果の分析（スポーツ庁）

ちょい足し 5

いつでもどこでもできる 8秒腹式呼吸

1

イスに浅く座り、両手をお腹に当て、3秒かけて鼻から息を吸う。このときお腹がふくらむ。

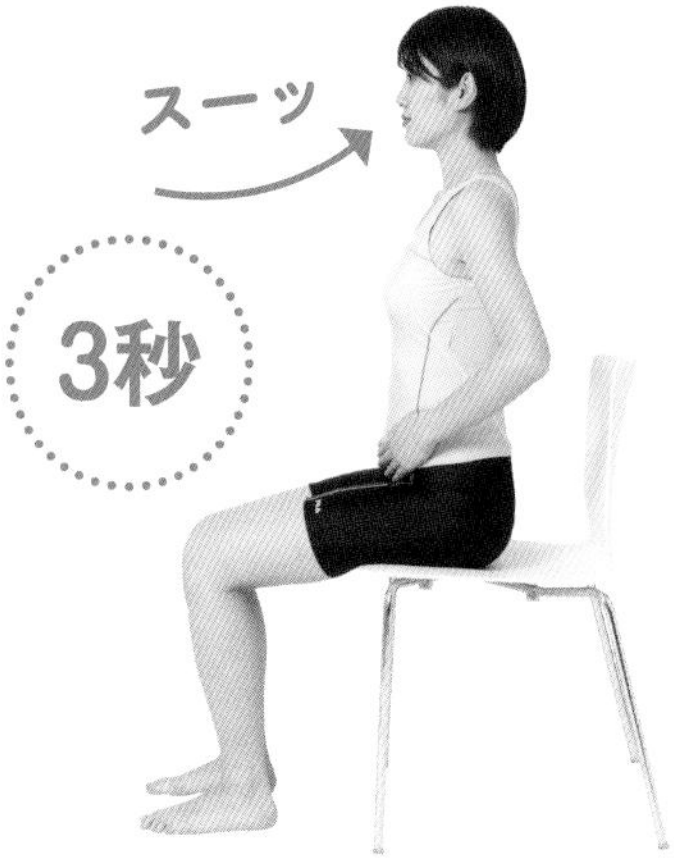

2

5秒かけて口から息を吐く。このときお腹が凹む。①〜②を3分間繰り返す。

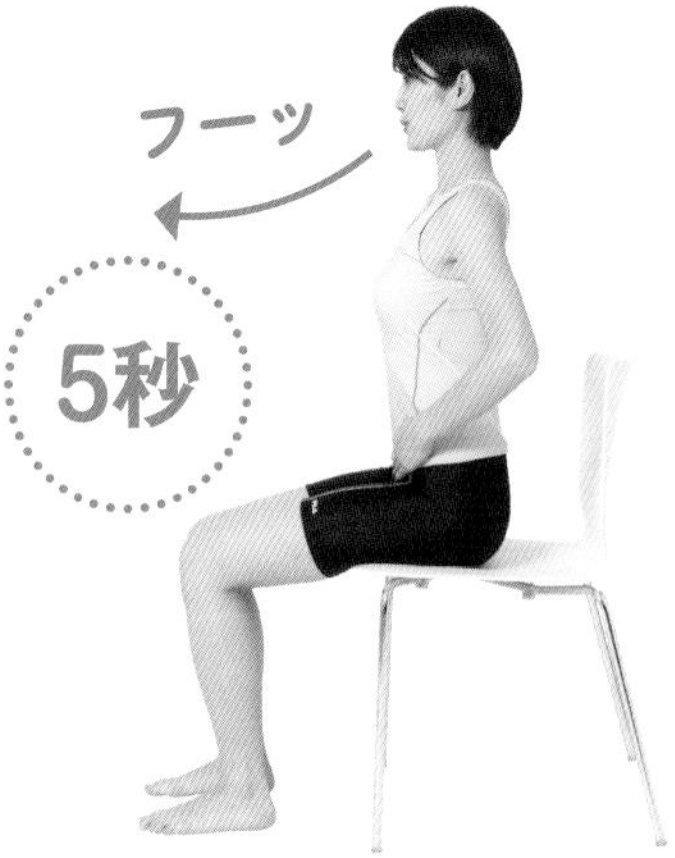

目標

3分×5セット

※続けて行わなくてもいい

ちょい足し 6

スマホ首の疲れをとる 首まわりのストレッチ

1

右手を後頭部の左側に当て、反動をつけず右斜め前にゆっくり頭を倒し、20秒キープする。首と一緒に上体を倒さないように。

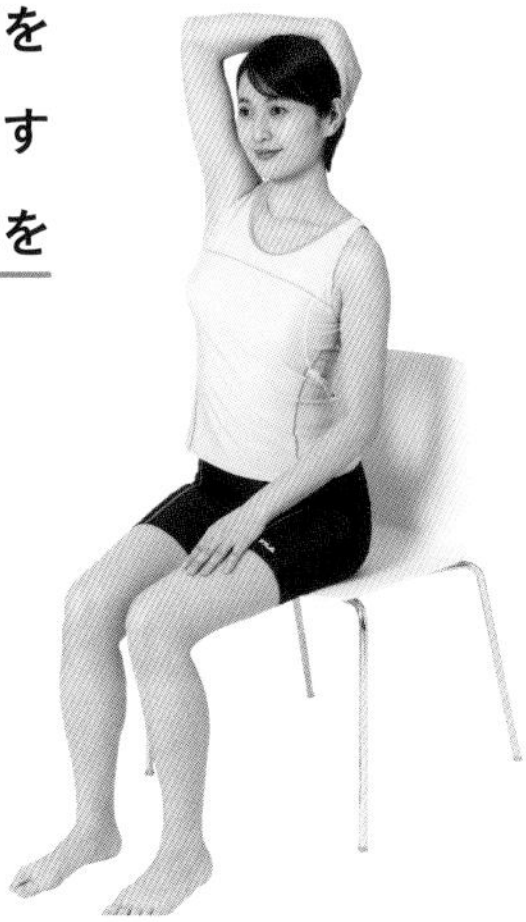

20秒キープ

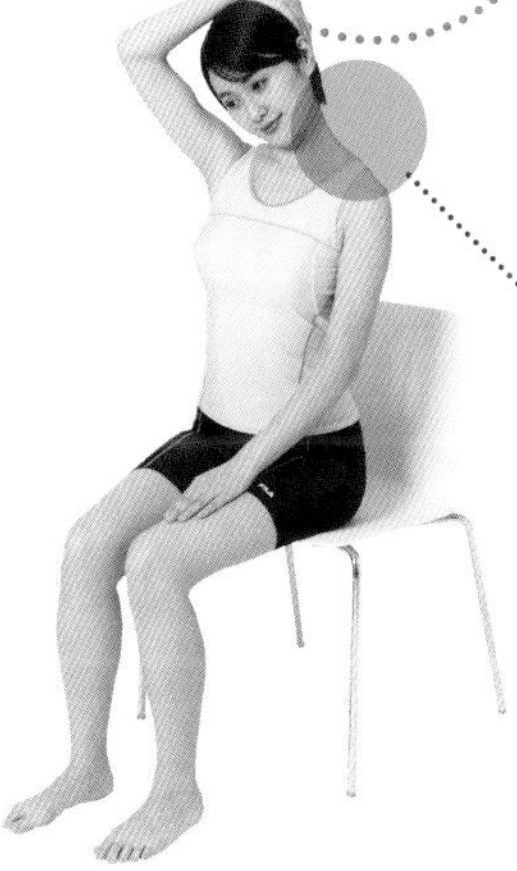

首の横側の筋肉が伸びる

2

左側も同じように行う。動作中は息をこらえず、自然な呼吸で。

目標

左右20秒×2セット

ちょい足し

7

イスに座って体側ストレッチ

脳のストレスをやわらげる

目標

左右 **20** 秒 × **2** セット

1

イスに浅く座り、足は肩幅に開く。左手を右の太もものひざに近いところに置く。

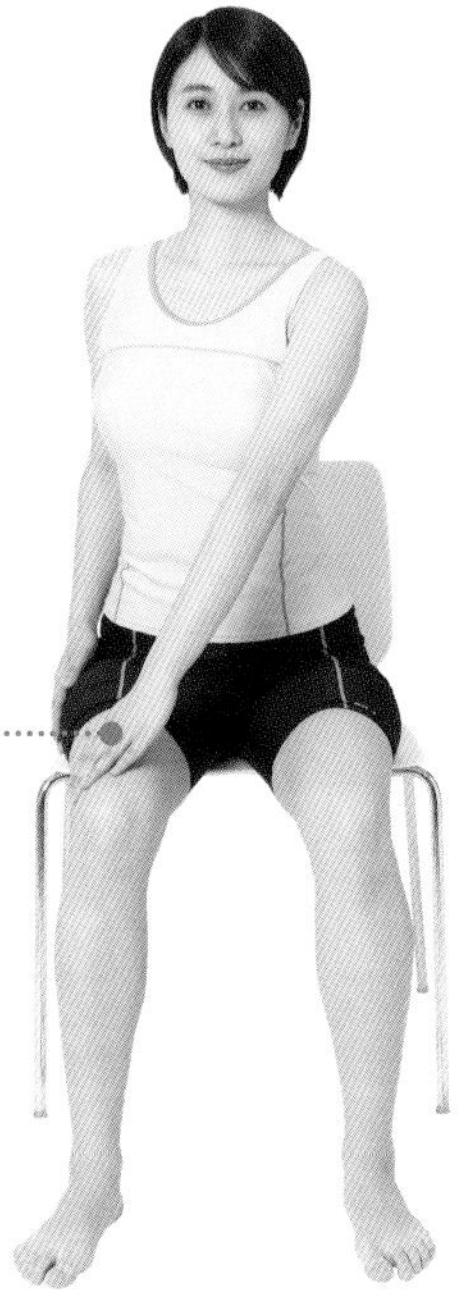

長生きPOINT

ストレスで筋肉緊張

筋肉が伸びると副交感神経が優位になり、心が落ち着く。

2

右手を上げて、反動をつけず上体を左斜め前方に倒し、20秒キープする。

3

左右入れ替えて同じように行う。動作中は息をこらえず、自然な呼吸で。

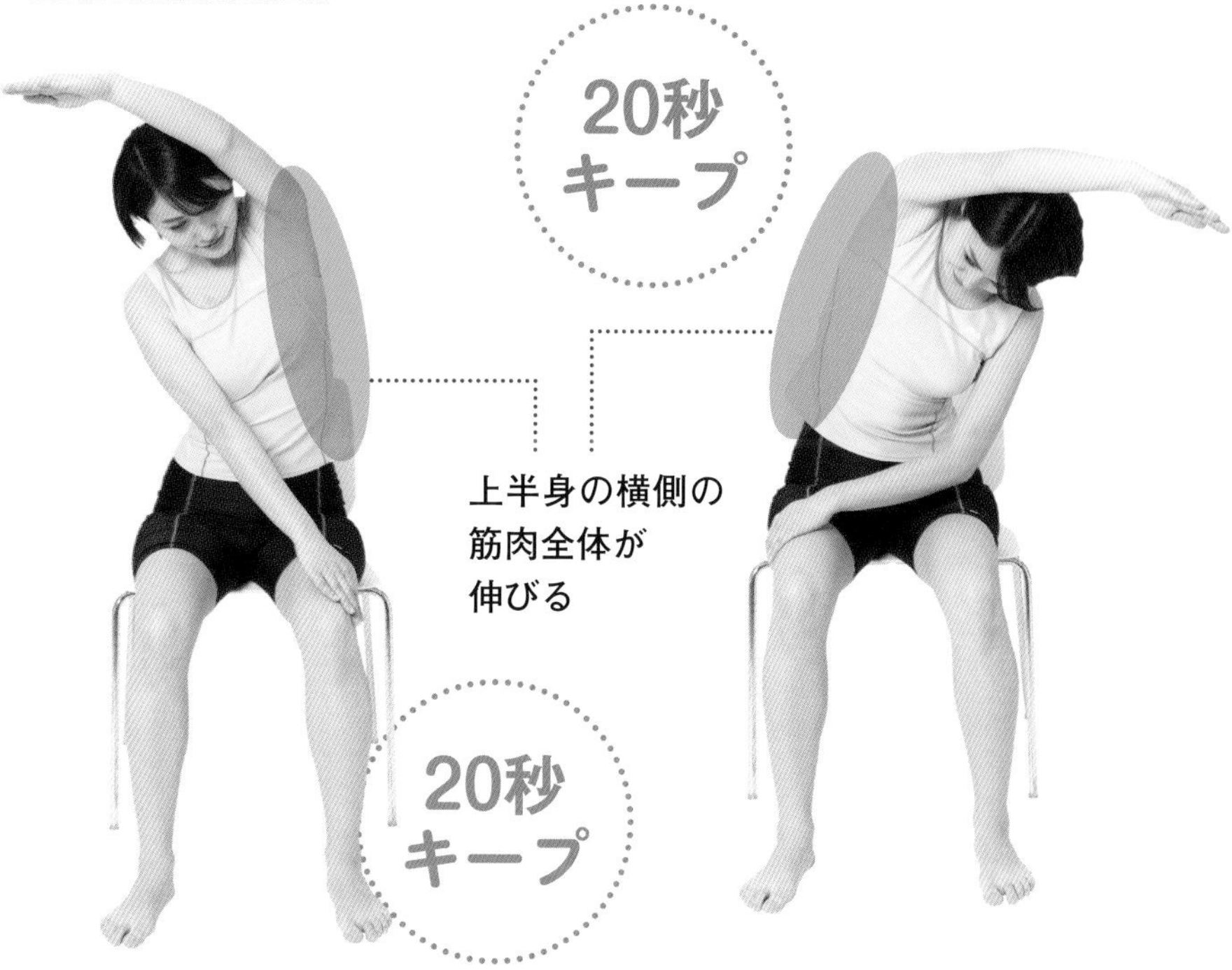

上体を横に倒すと体側の筋肉を伸ばしにくい。斜め前方に倒すほうが、よく伸びる。

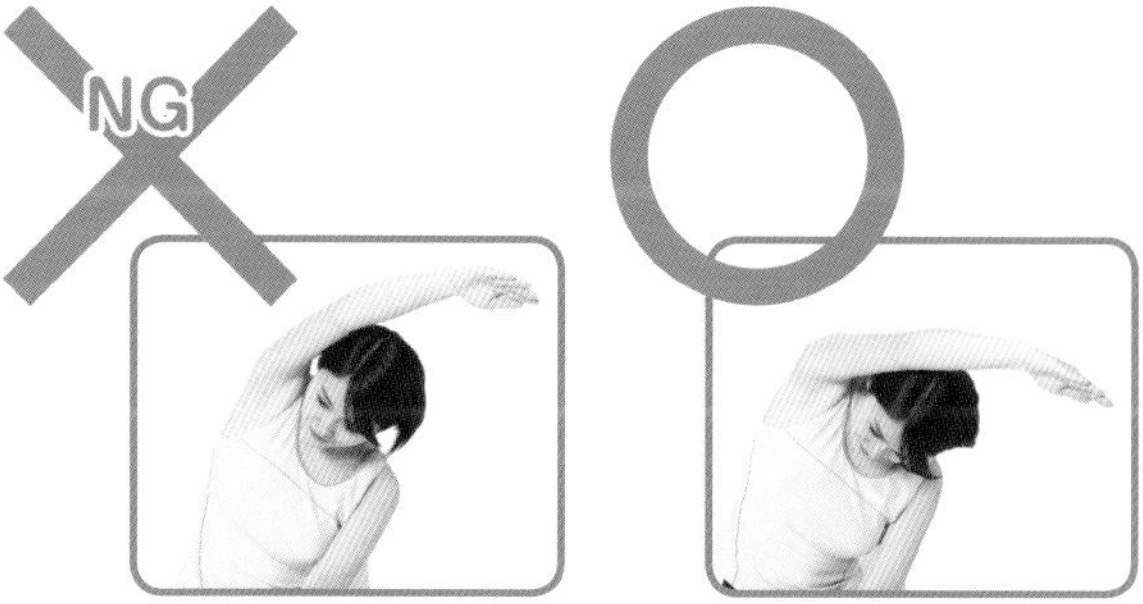

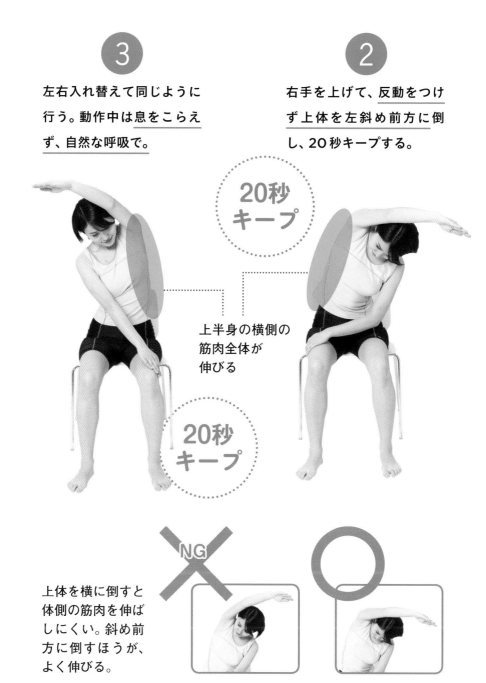

ちょい足し 8

脳のストレスをやわらげる 床に座って体側ストレッチ

1

あぐらをかいて床に座る。右手は前に、左手は太ももの後ろに置く。

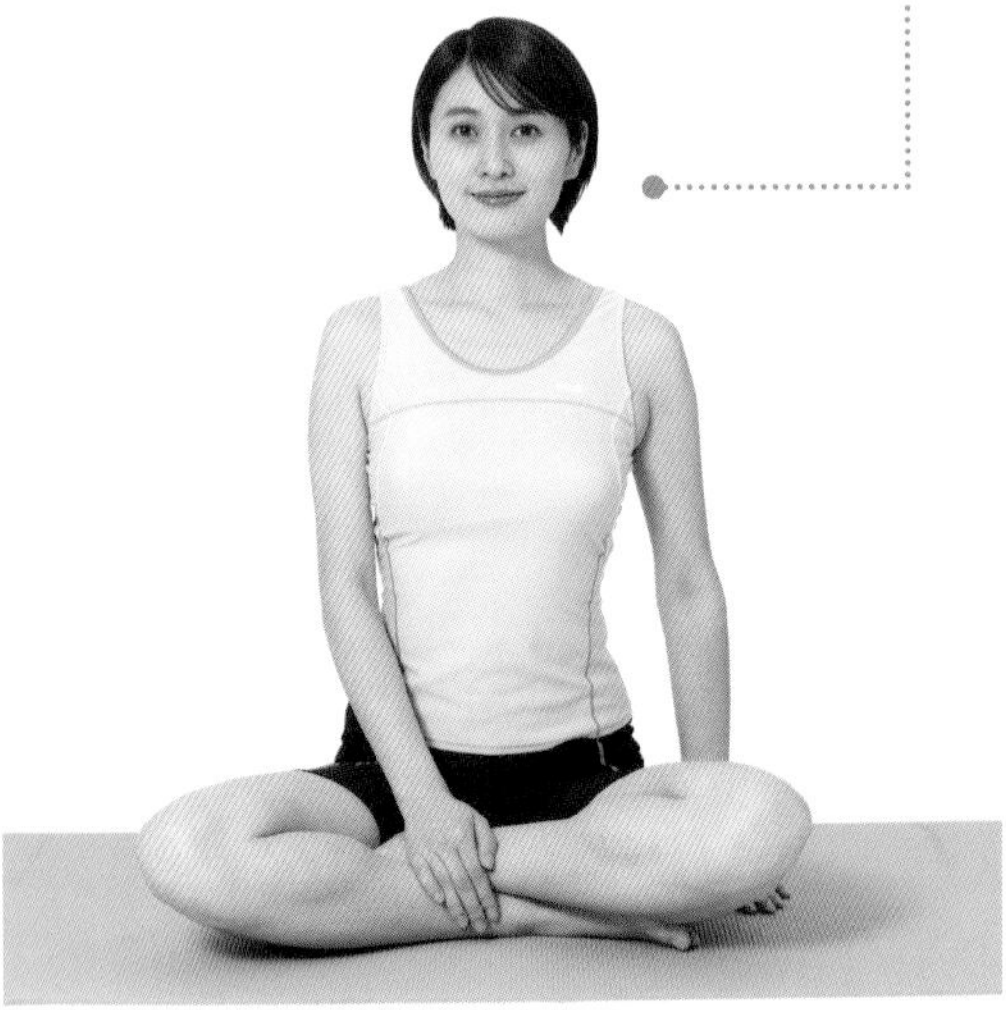

目標

左右 20 秒 × 2 セット

長生きPOINT

ストレスで血流悪化
脳内の血流を高めて幸せホルモン・セロトニンの分泌を促す。

2

右手を上げて、反動をつけず上体を左斜め前方に倒し、20秒キープする。

3

左右入れ替えて同じように行う。動作中は息をこらえず、自然な呼吸で。

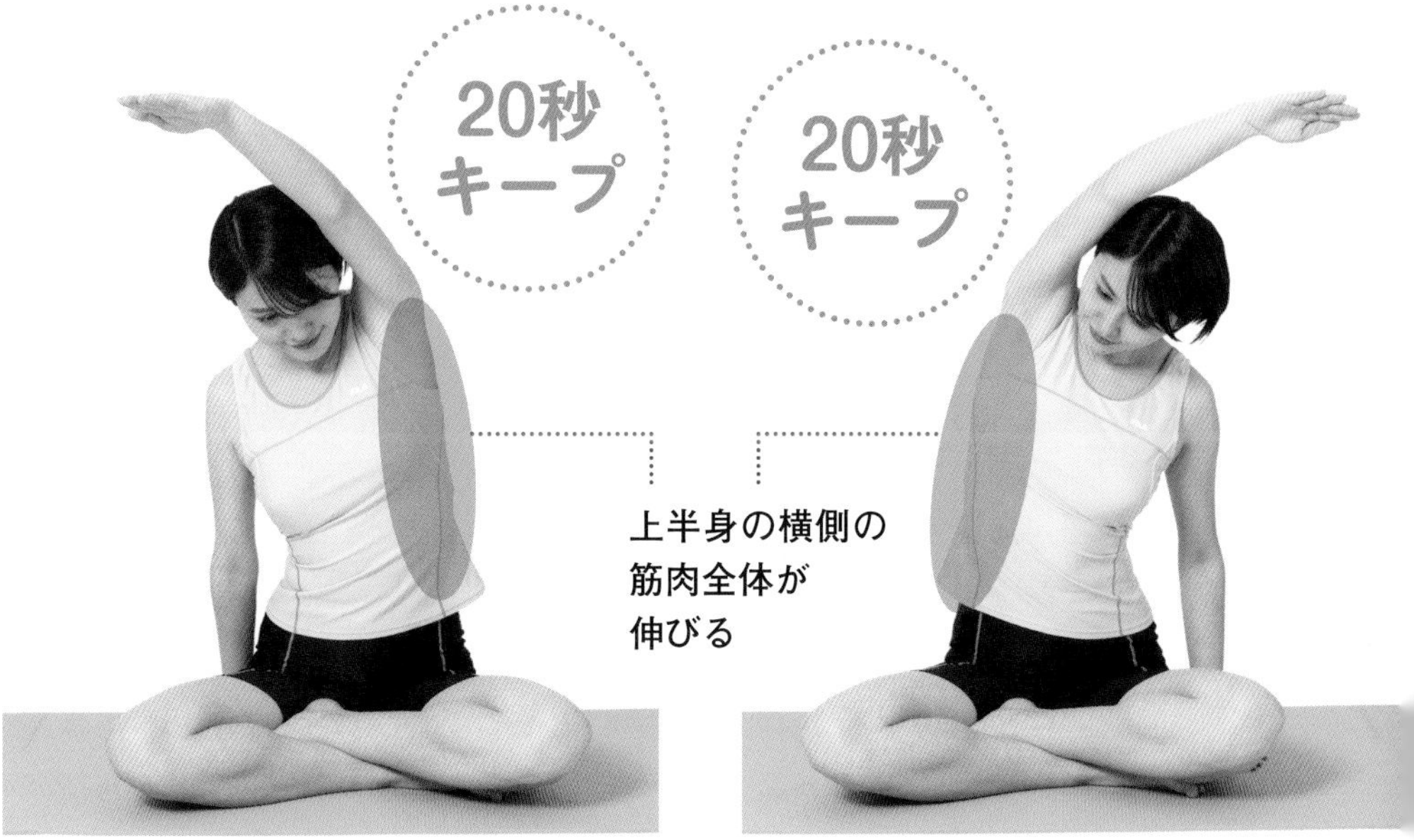

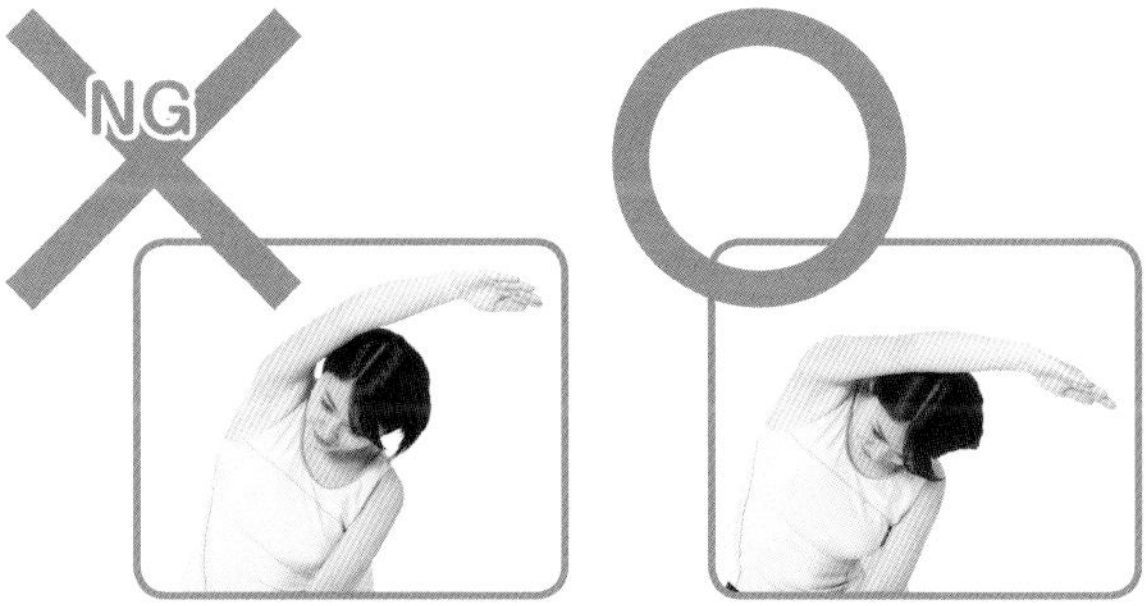

上体を横に倒すと体側の筋肉を伸ばしにくい。斜め前方に倒すほうが、よく伸びる。

認知症を予防したいあなたには、認知機能が改善するコグニサイズ

現段階の話になりますが、認知症は発症すると、進行を遅らせることはできても治すことはできません。今、認知症対策としていわれていることは、**発症の前段階とされる軽度認知障害（MCI）をいかに早く発見し、発症を食い止めるか。そして、いかにしてMCIにならないようにするか。**

そのための方法として具体的に提案されているのが、生活習慣病の予防と同じように、食事、運動、睡眠を改善することです。

認知症予防に効果があるといわれているのは、散歩やウォーキングなどの有酸素運動です。ある海外の研究によると、認知症を発症していない高齢者を5年間追跡調査した結果、早歩き以上に強度の高い運動を週3回行ったグループは、行わなかったグループより、MCIも認知症も発症リスクが低かったといいます。

また、ふだんあまり運動をしない中高年に、20～40分の有酸素運動を週4日、半年続けてもらったところ、認知機能の改善がみられたという報告もあります。この調査では、脳の血流の改善も明らかになっています。

そうした有酸素運動の中から「ちょい足し部屋トレ」としておすすめするのは、**国立長寿医療研究センターで開発された、認知症予防のための運動プログラム「コグニサイズ」の一つ、「コグニステップ」**です。

コグニサイズとは、運動と計算やしりとりなどの認知課題を組み合わせた運動プログラムで、適度な負荷の運動と、思わず間違えてしまう適度なストレスが脳にかかるのがポイント。コグニステップは手をたたくだけの課題ですが、最初はうまくできないと思います。それでいいのです。

コグニステップは、健康スポーツ室オリジナルのトレーニングではありませんが、簡単にできる運動なので、**長生き部屋トレと一緒に実践して、笑いながら認知機能を高めてください。**

ちょい足し 9

ステップ運動＋3の倍数で拍手
コグニステップ

目標
10分

0
背筋を伸ばし、足をそろえて立つ。

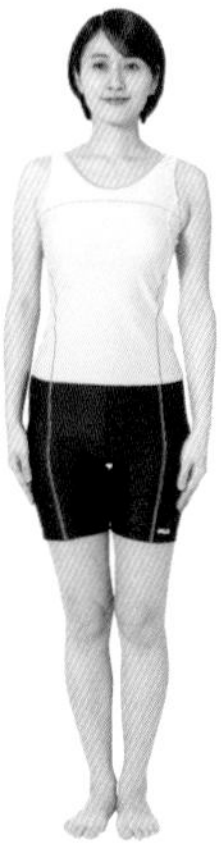

1
右足を右に1歩踏み出す。

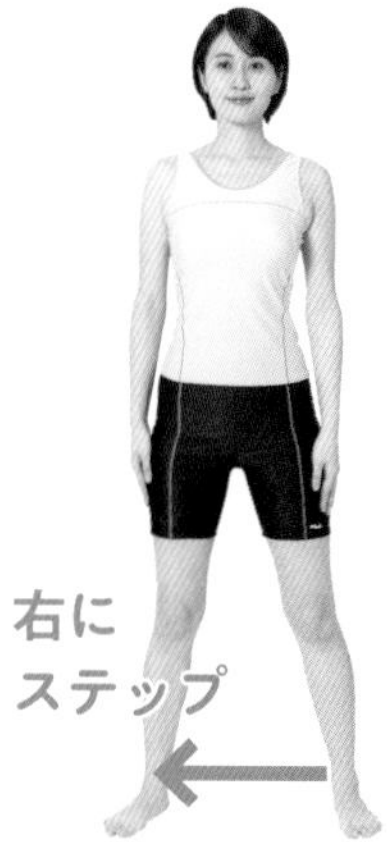

5
右足を右に1歩踏み出す。

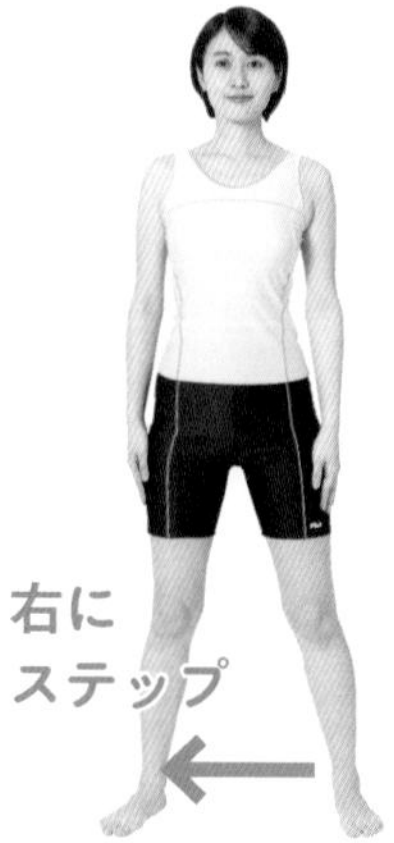

6
⑥右足を元に戻しながら、拍手。

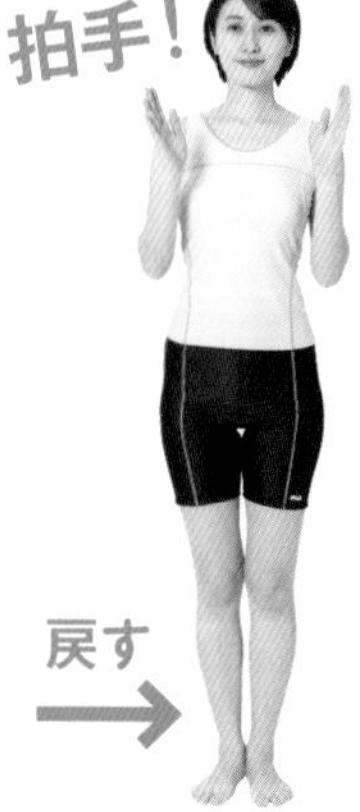

※引用「国立長寿医療研究センター作成パンフレット.認知症予防に向けた運動　コグニサイズ」

2

右足を元に戻す。

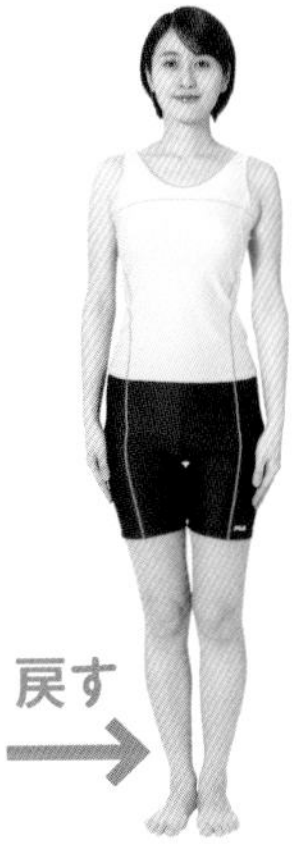

3

左足を左に1歩踏み出しながら、拍手。

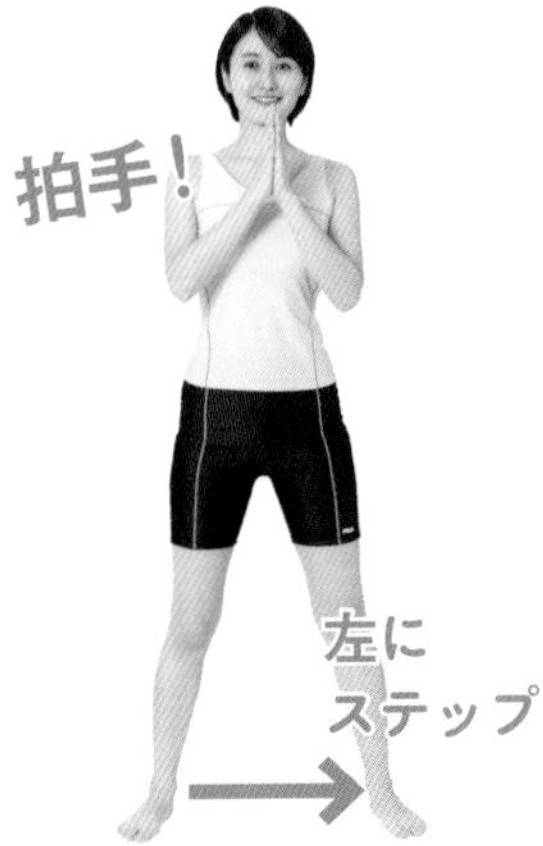

4

左足を元に戻す。

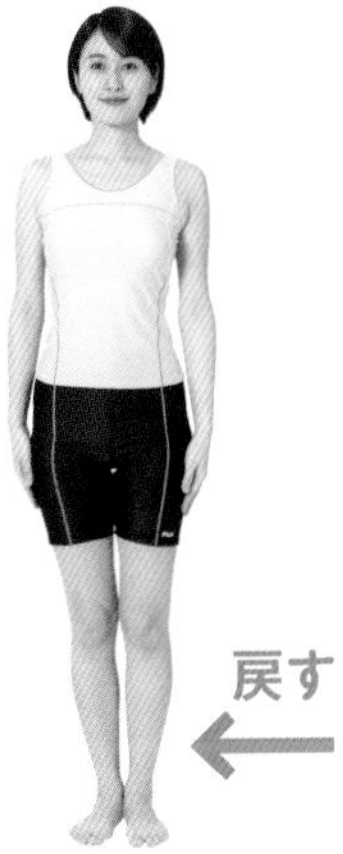

7

左足を左に1歩踏み出す

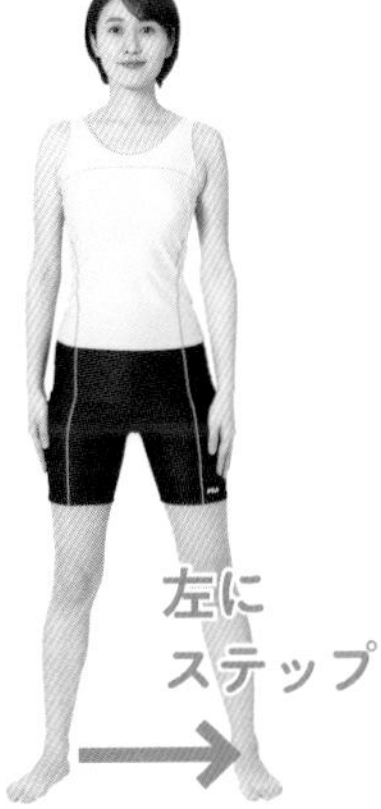

8

左足を元に戻す。

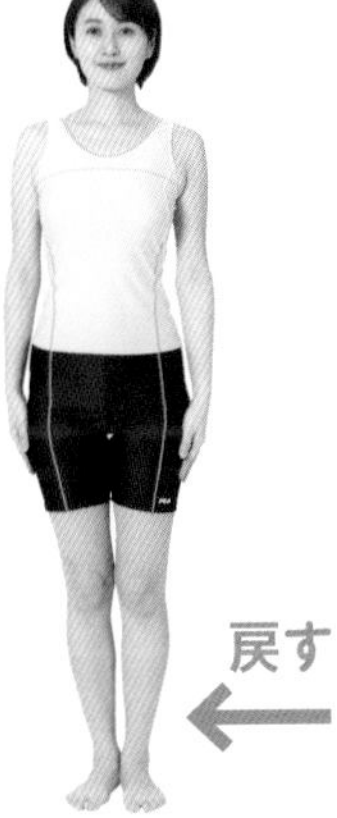

9

右足を右に1歩踏み出しながら、拍手。

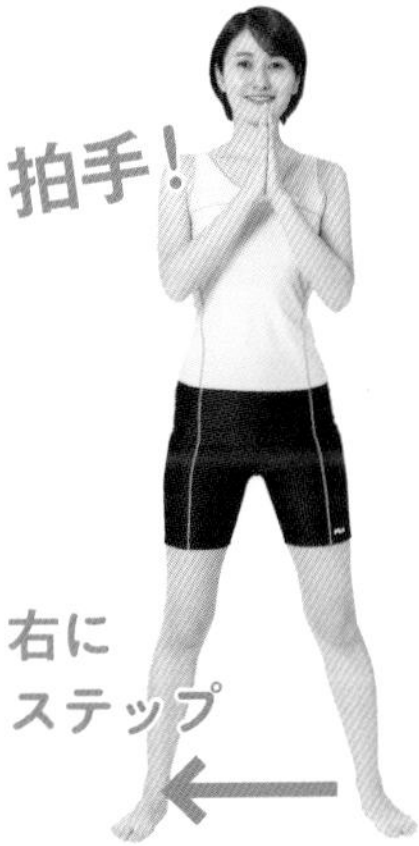

左右のステップを繰り返しながら、3の倍数で拍手をする。

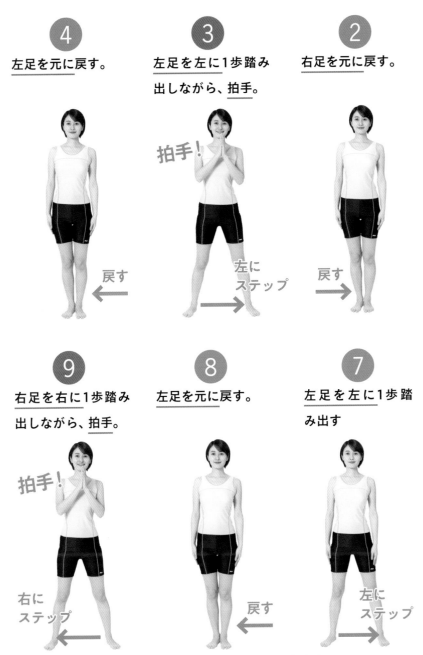

ときには外で身体を動かしてみる、マイペース・ウォーキングのすすめ

長生き部屋トレも、ここまで紹介してきた「ちょい足し部屋トレ」も、おうちの中で実践できるトレーニングです。天候に左右されずにできるし、外出自粛を余儀なくされる状況でも、いつでも好きな時間に取り組めます。

最後に紹介する「ちょい足し部屋トレ」は、**「順天堂式ウォーキング」**と、その姿勢のつくり方です。

このトレーニングだけは、外出して行うトレーニングになります。ここまで何度も登場してきた有酸素運動の中で、もっとも手軽に始められるのがウォーキング。**歩くだけなら、運動が苦手な方も、運動習慣がない方も、もちろん高齢の方でも、安全に取り組める**はずです。

たまには外に出て、太陽の光を浴びながら、歩いてみましょう。**景色を眺めながら**

歩くと、気持ちまで明るくなります。15分以上歩けば、骨を強くするために必要なビタミンDの産生量も増えます。

ウォーキングを楽しむには、**まず正しい姿勢を覚えること**です。

123ページに紹介しますが、姿勢の確認は簡単です。壁を使って一歩踏み出すだけ。それを何度か繰り返して、正しい姿勢の感覚を身につけてください。

間違った姿勢で歩き続けると、せっかくの有酸素運動の効果が小さくなります。背中を丸めて歩けば呼吸のために使う筋肉の動きが小さくなるため、酸素を取り込む量が少なくなります。そうなると、心肺機能の強化が期待できなくなります。しっかり足を踏み出して歩かないと、下半身の筋肉への刺激が小さくなるため、下半身の強化につながりません。

そもそも、間違った姿勢だと、負担をかけてはいけない部分に負荷がかかり、歩けば歩くほど、ひざや腰などを傷める原因になります。

正しい姿勢で歩くことは、長くウォーキングを続けるためにも大切なのです。

ウォーキングの効果を高めるアドバイスとして、もう一つ。

正しい姿勢で楽に歩けるようになったら、**早歩きにも挑戦**してみましょう。歩幅を広くして、腕を後ろに大きく振って歩けば、速度が上がります。

ただし、**「きつい」と感じたり、会話ができないくらい息が上がるようならペースを落とすか、休憩を入れる**ようにしてください。

また、ウォーキング中に早歩きをした場合は、早歩きしたまま終わるのではなく、ゆっくりと速度を落として息を整えてから歩き終えるようにしましょう。急に止まると、血圧の低下やめまいを起こすことがあります。

歩く時間は、最初は5分からでかまいません。慣れてきたら少しずつ長くしましょう。注意する点は、自分の足に合ったサイズのシューズで歩くこと。それから、適度に水分を補給しながら歩くことです。特に夏は注意してください。

有酸素運動の効果を最大限に得るには、できるだけ長時間続けることです。

おうちの中で行うトレーニングだけでなく、健康で長生きするために、たまには外に出て歩きましょう。

ちょい足し
10

順天堂式 ウォーキング姿勢チェック

1

壁を背にして、かかと、お尻、肩、後頭部を一直線にして立つ。

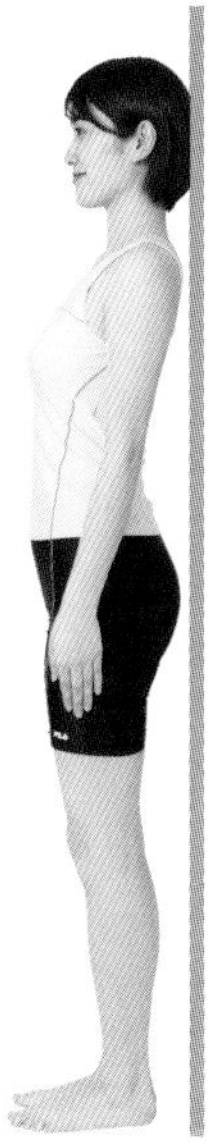

2

①の状態から1歩踏み出した姿勢がウォーキングの正しい姿勢。

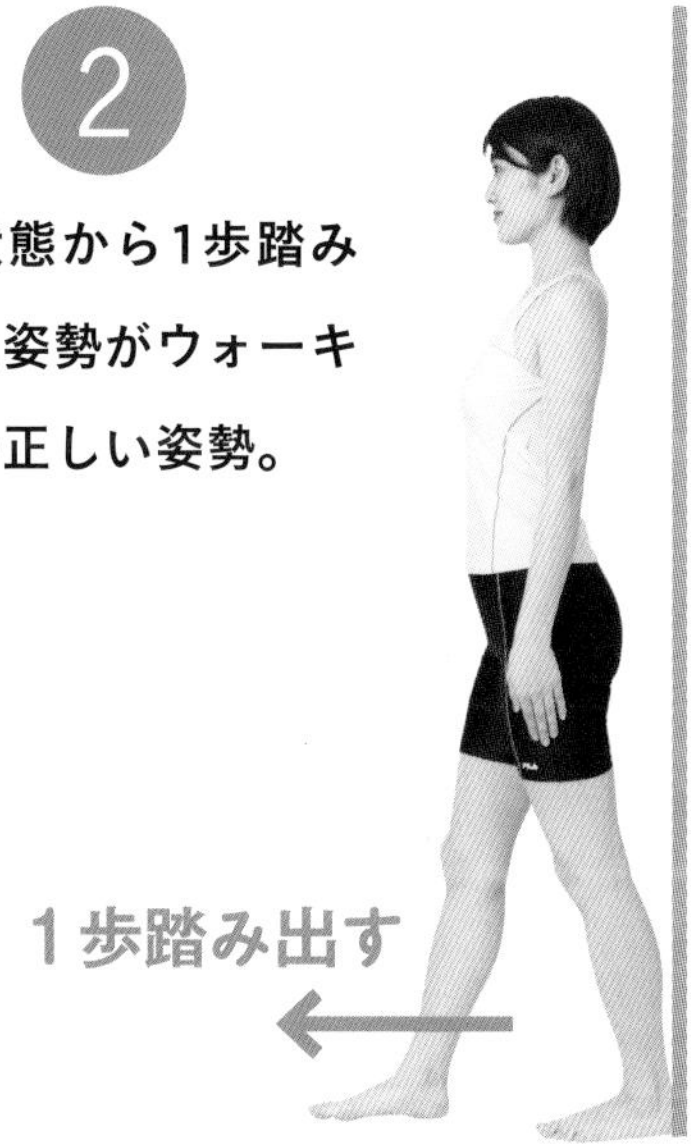

ちょい足し 11

有酸素運動の効果を最大限にする 順天堂式ウォーキング

正しいウォーキングフォーム

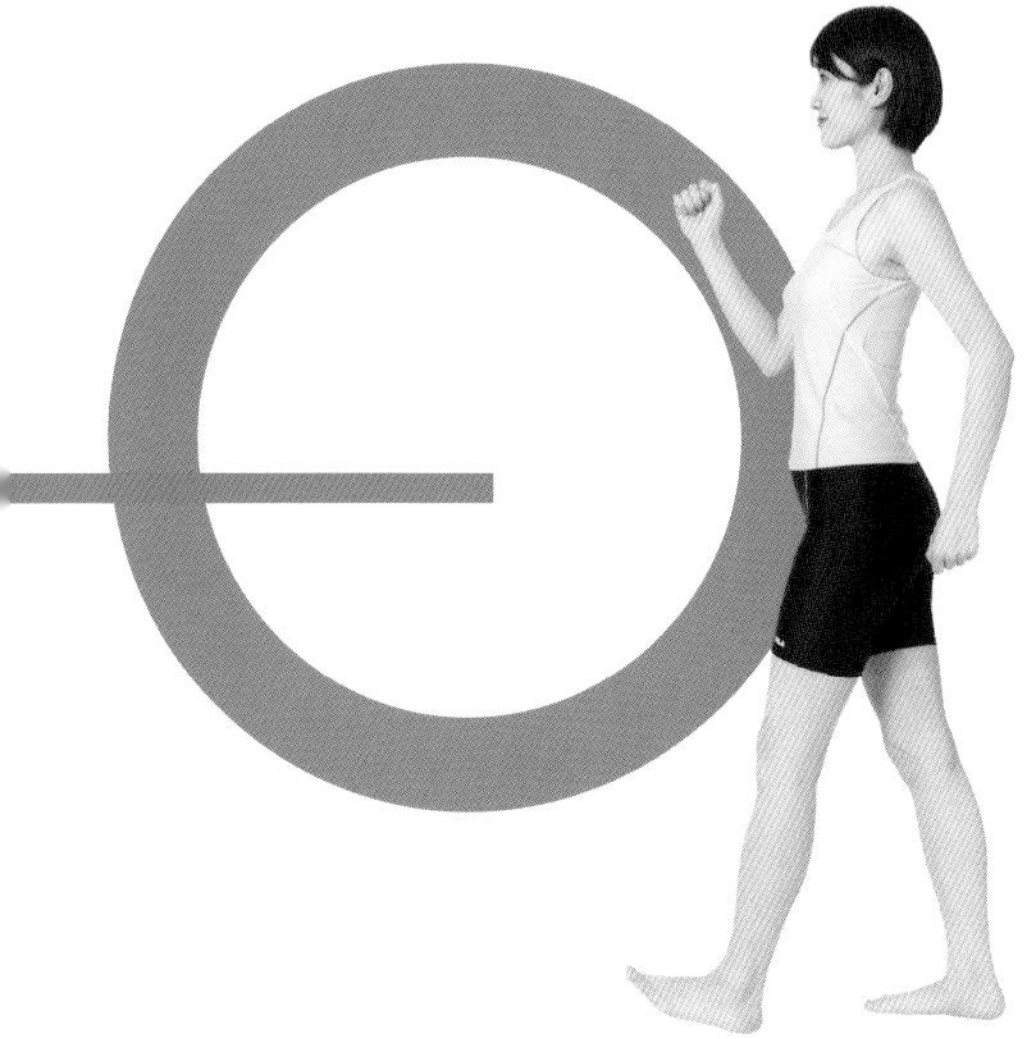

悪いウォーキングフォーム

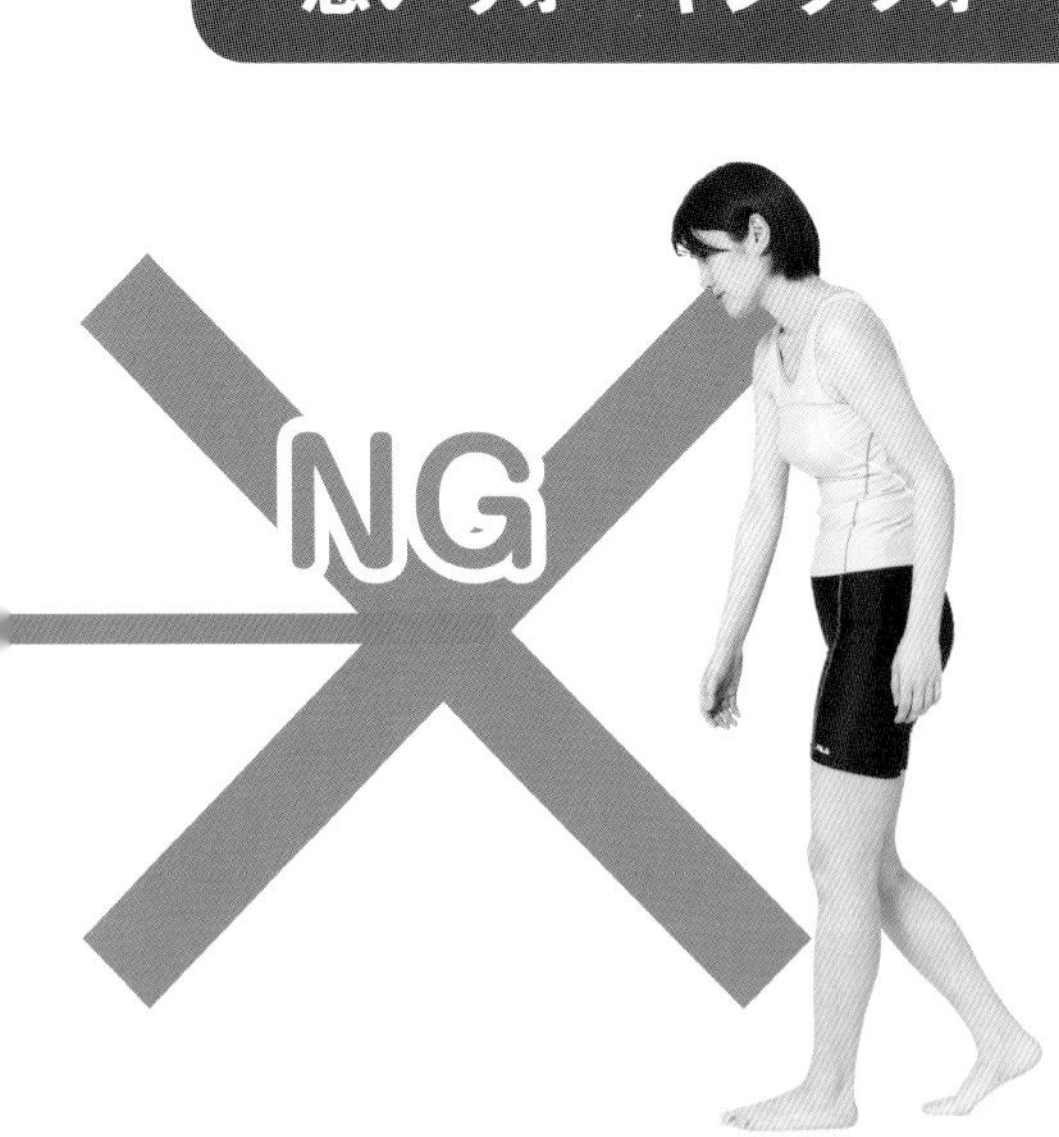

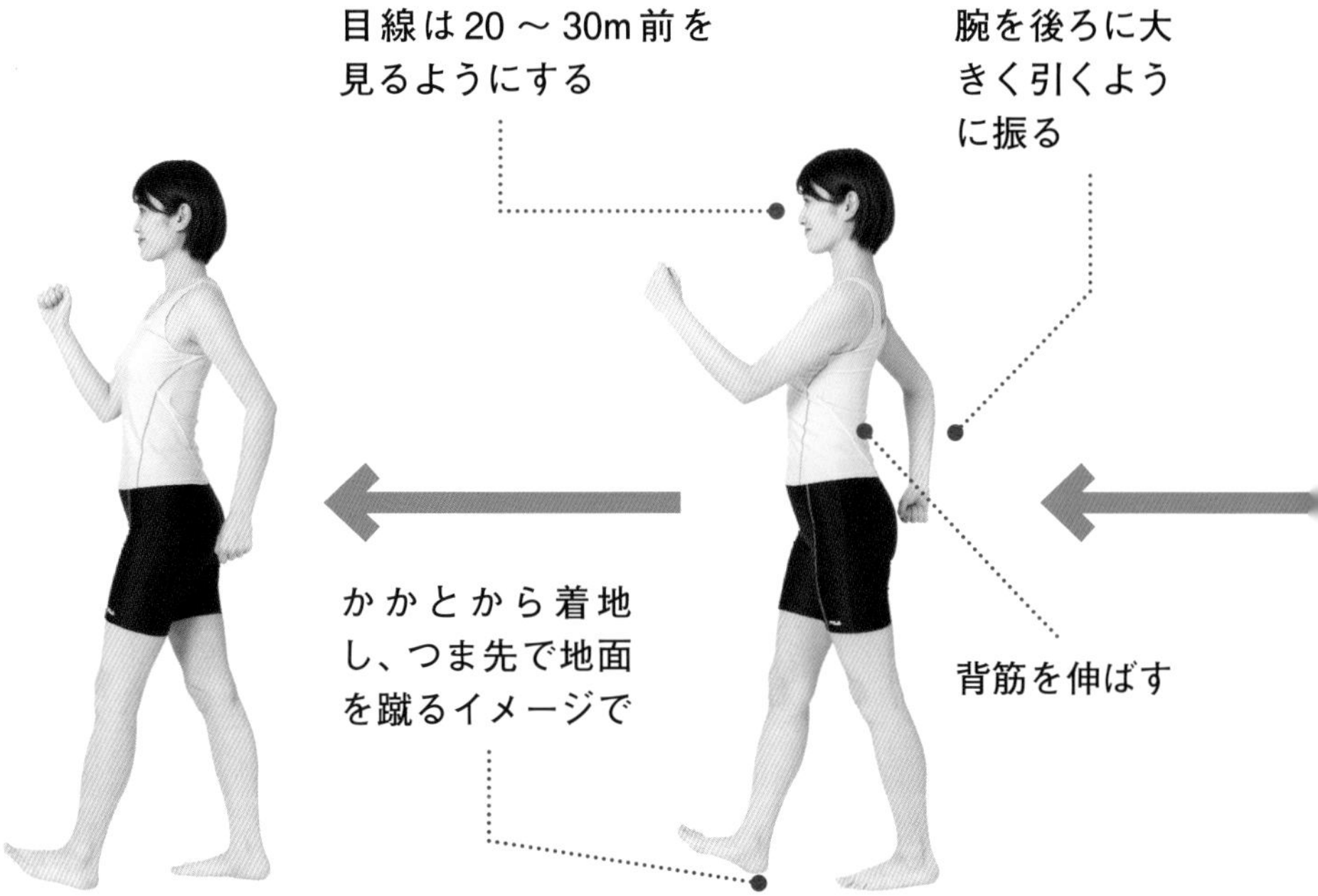
目線は20 ～ 30m前を見るようにする
腕を後ろに大きく引くように振る
かかとから着地し、つま先で地面を蹴るイメージで
背筋を伸ばす

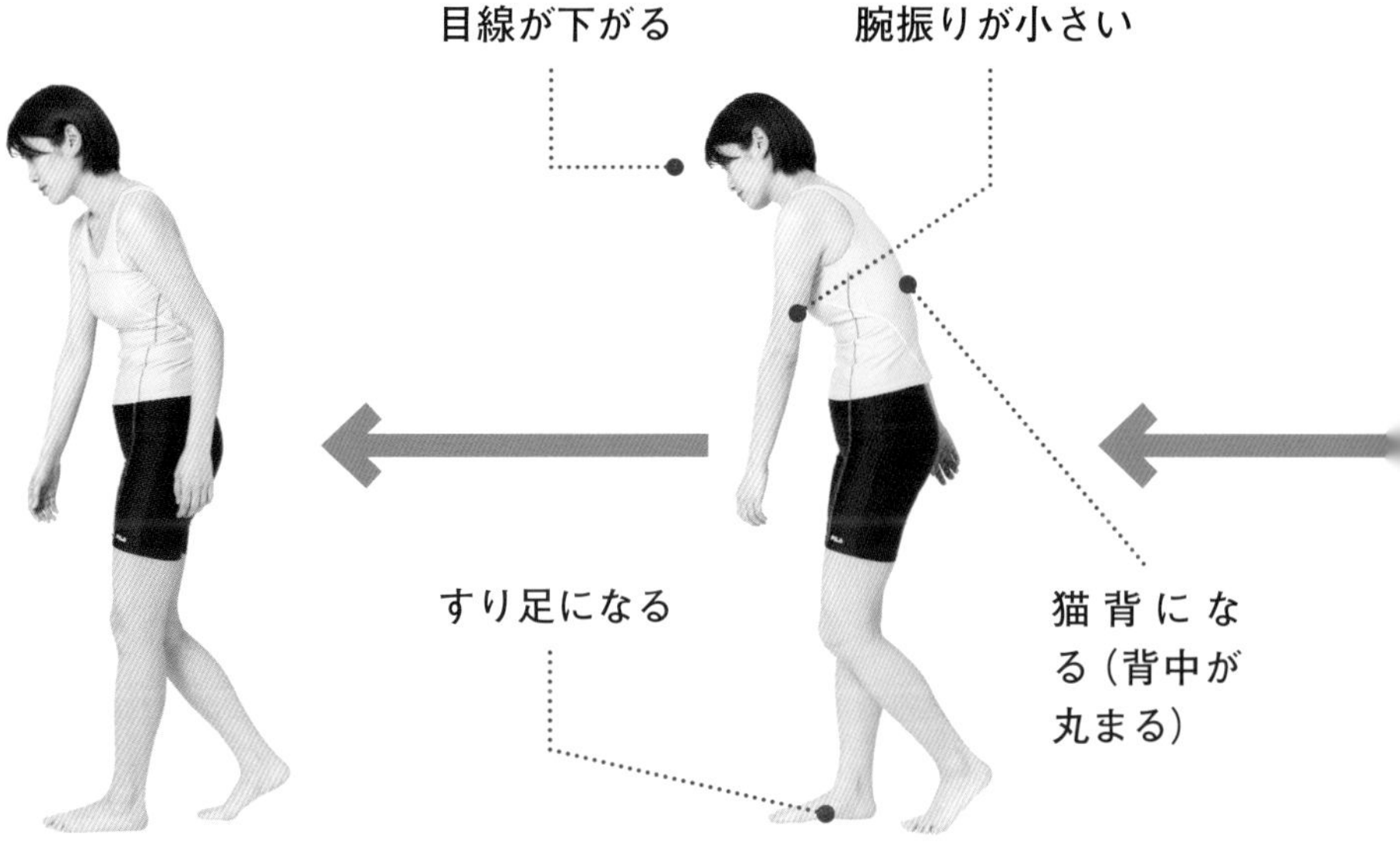
目線が下がる
腕振りが小さい
すり足になる
猫背になる（背中が丸まる）

おわりに

長生き部屋トレを実践するみなさんに、最後のアドバイスになります。

本書で紹介したトレーニングを安全かつ効果的に実施していただくために、トレーニングはご自分の体調を確認してから始めるようにしてください。

睡眠不足が続いていたり、カゼの症状があったり、胸の痛みがあったり、微熱があったりしたときなどは行わないようにしましょう。1日休んだからといって、トレーニング効果が大きく変わることはありません。

検脈のやり方

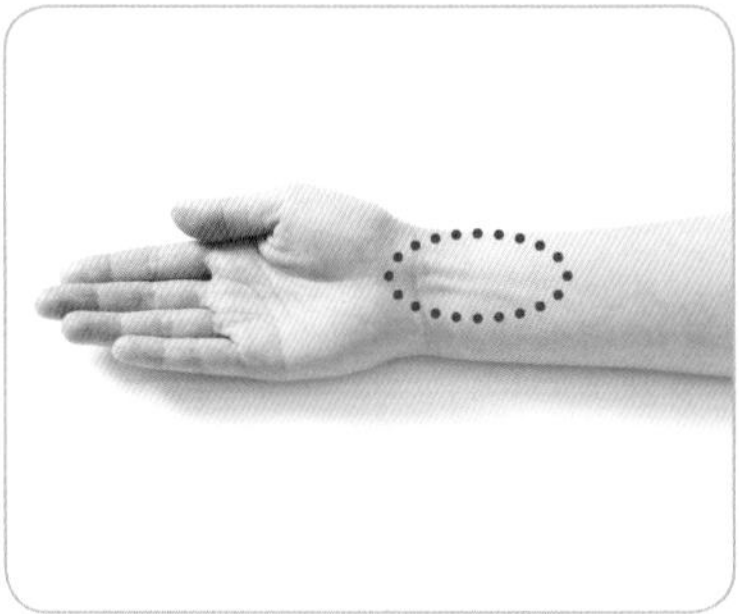

①手首の親指側の動脈に、反対側の手の人さし指と中指、薬指を軽くあて、血管の拍動を感じることができる位置を探します。

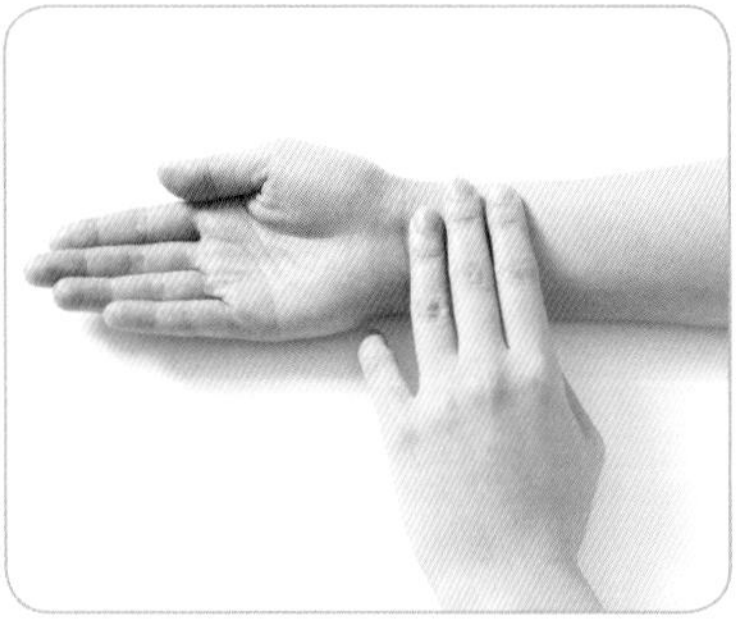

②15秒間の脈拍を数えて４倍にしてください。それが１分間の心拍数になります。

また、血圧計をお持ちなら、血圧を測定してから始めましょう。最高血圧（収縮期血圧）が１６０㎜Hg以上のときは、トレーニングを控えるようにしてください。それから、心拍数が１分間に１１０拍以上だったり、40拍以下だったりしたときも、同様に控えてください（検脈のやり方は右下図）。

長生き部屋トレは、長く続けることが肝心です。

そして、続けることで自分の身体に自信を持てるようになると、「外出してみようかな」「何かスポーツを始めてみようかな」「旅行へ出かけてみようかな」など、身体を動かすことに抵抗がなくなり、気持ちが前向きになります。

実はこれが、「健康で長生きする」ためにもっとも大切なことなのです。

長生き部屋トレが、みなさんの未来のお役に立つことができたら幸いです。

順天堂大学医学部附属順天堂医院　健康スポーツ室
医師・横山美帆

順天堂大学医学部健康スポーツ室式
長生き部屋トレ

2021年2月24日　第1刷発行
2021年3月10日　第2刷発行

監　修　順天堂大学医学部附属順天堂医院　健康スポーツ室
協　力　横山美帆　本沢晶雄（健康スポーツ室）

編集人　辺土名 悟
編　集　わかさ出版
編集協力　洗川俊一
装　丁　下村成子
本文デザイン　木村友彦
撮　影　髙橋昌也（fort）
モデル　三橋愛永
校　正　東京出版サービスセンター／荒井よし子
発行人　山本周嗣
発行所　株式会社文響社
〒105-0001　東京都港区虎ノ門2丁目2－5
共同通信会館9階
ホームページ　https://bunkyosha.com
お問い合わせ　info@bunkyosha.com
印刷・製本　三松堂株式会社

ISBN 978-4-86651-339-3

本書は専門家の監修のもと安全性に配慮して編集していますが、本書の内容を実践して万が一体調が悪化する場合は、すぐに中止して医師にご相談ください。また、疾患の状態には個人差があり、本書の内容がすべての人に当てはまるわけではないことをご承知おきのうえご覧ください。